AF463351

ASILE DES FEMMES ALIÉNÉES DE CHATEAU-PICON
A BORDEAUX

RAPPORT DU DIRECTEUR

SUR LES

ORIGINES DE L'ASILE

SES TRANSFORMATIONS DIVERSES

ET SON AUTONOMIE

AVEC

DOCUMENTS A L'APPUI

BORDEAUX

IMPRIMERIE G. GOUNOUILHOU

9-11, RUE GUIRAUDE, 9-11

1907

ORIGINES ET AFFECTATION

DE

L'ASILE DES ALIÉNÉES

DE BORDEAUX

ASILE DES FEMMES ALIÉNÉES DE CHATEAU-PICON
A BORDEAUX

RAPPORT DU DIRECTEUR

SUR LES

ORIGINES DE L'ASILE

SES TRANSFORMATIONS DIVERSES

ET SON AUTONOMIE

AVEC

DOCUMENTS A L'APPUI

BORDEAUX

IMPRIMERIE G. GOUNOUILHOU

9-11, RUE GUIRAUDE, 9-11

1907

ORIGINES ET AFFECTATION

DE

L'ASILE DES ALIÉNÉES

DE BORDEAUX

BORDEAUX, *le 2 février 1907.*

Le Directeur de l'Asile public d'Aliénées de Bordeaux
à Monsieur le Préfet de la Gironde,

A la date du 11 janvier dernier, vous m'avez fait l'honneur de m'envoyer la copie d'une dépêche en date du 4 du même mois, qui vous était adressée par M. le Président du Conseil, Ministre de l'Intérieur.

M. le Ministre vous demandait les renseignements suivants :

1° Origine et fondation de l'Asile;

2° Transformations qu'il a pu subir;

3° Copie des titres, actes ou décisions en vertu desquels il doit être considéré comme ayant une personnalité distincte de celle du département.

Dès la réception de cette dépêche, je me suis empressé de faire les recherches nécessaires pour composer le dossier que j'ai l'honneur de vous transmettre aujourd'hui.

Les pièces qui y sont contenues sont numérotées de 1 à 32.

PREMIÈRE PARTIE

ORIGINES DE L'ASILE ET TRANSFORMATIONS DIVERSES

DE 1551 A 1809

Les pièces nos 1 et 2 sont relatives aux origines de l'Asile.

Ces origines, d'après les chroniques d'Arnal, remonteraient à 1551.

L'Asile aurait été créé par un marchand nommé *Arnaud Guiraud*, qui fit construire en même temps, sur un terrain qu'il possédait, 24 *maisonnettes* et *8 à 10 cages* en bois; ces dernières destinées à recevoir pareil nombre d'aliénés qu'il mit sous la surveillance d'un concierge chargé, avec sa famille, d'entretenir, avec le produit du loyer des maisonnettes, la propreté des cages et de pourvoir les aliénés de vivres et de paille fraiche.

Cette origine se trouve relatée dans deux documents :

1° Dans un rapport adressé en 1811 à M. le Préfet de la Gironde par la Commission des Hospices de Bordeaux ;

2° Dans un rapport d'un de mes prédécesseurs en date du 20 décembre 1849.

Ce dernier aurait puisé ce renseignement dans un travail fait en 1838 par M. Révolat, ancien médecin de l'hôpital des aliénés de Bordeaux.

Je n'ai pu trouver ce document. Les archives de l'Asile sont d'ailleurs très pauvres à ce sujet et, à cela, il n'y a rien d'étonnant, car leur création officielle ne date que de 1841, époque à laquelle la Commission des Hospices de Bordeaux remit la direction de l'Asile entre les mains du directeur nommé par M. le Ministre de l'Intérieur, en exécution de la loi du 30 juin 1838.

Achat par les Jurats de l'enclos Arnaud Guiraud.

Cet enclos fut acheté par les jurats en 1586 [1].

Il servit, depuis cette époque, à divers services hospitaliers : léproserie, infirmerie pour les marins, asile pour les pauvres (dépôt de mendicité), maison de force, etc., mais il fut toujours affecté en partie aux aliénés.

Nous trouvons, en effet [2], sur un plan de M. Bonfin, architecte, en date de 1758, un emplacement réservé aux loges des fous.

En 1776 [3], une délibération des jurats autorise une demoiselle Rose Luga à bâtir, à ses frais, deux loges pour y faire transférer deux de ses sœurs tombées en démence.

Comment ces aliénés étaient-ils entretenus? Le produit de la location des maisonnettes leur était-il toujours affecté? Je l'ignore. Cependant, de quelques fragments de comptes qui figurent dans le livre de M. Bigot (p. 165 et autres) [4], il semble résulter qu'on faisait surtout appel à la charité, aux quêtes des jeudi et vendredi saints, etc.

Au commencement de la Révolution, c'est encore un concierge qui a la surveillance et l'administration des loges des fous (Bigot, p. 92).

En l'an III, c'est le concierge Delmas qui tenait le compte des dépenses pour leur entretien. Mais, en l'an V (Bigot, p. 93), c'est le directeur Verdalle qui parait centraliser l'administration de la maison de répression et de l'hospice des fous.

Le 4 pluviôse an X (24 janvier 1802), une délibération de la Commission des Hospices confia la surveillance des aliénés de l'Enclos aux sœurs de Nevers, qui assuraient le service de la Maison de force (Bigot, p. 63). Cette délibération fut approuvée par le préfet (arrêté du 22 pluviôse), sous la réserve qu'il serait tenu une comptabilité distincte pour chaque établissement.

[1] Voir pièce n° 2.
[2] Voir pièce n° 3, plan Bonfin de 1758.
[3] Voir pièce n° 4.
[4] Bigot, *Recherches sur les origines de l'Asile*

Lettres-patentes de 1757.

Ces lettres [1] (qui sont visées dans le décret du 15 juin 1891 [2]) autorisant l'Asile à contracter au Crédit Foncier un nouvel emprunt de 200,000 francs), portaient création d'une Maison de force sur un terrain offert par la Ville de Bordeaux, au lieu dit *La Plate-Forme*.

Elles affectaient une somme de 60,000 livres, une fois payée, à la construction de cette maison, ainsi qu'une rente de 6,000 livres par an, pour aider et soutenir cet établissement.

Cette maison fut construite, mais ne reçut jamais la destination qui lui était assignée et fut cédée à la Ville, sur la demande des jurats, *en échange* d'un emplacement situé dans l'*Enclos Arnaud Guiraud*, à charge par la Ville d'y construire une nouvelle Maison de force.

La délibération de MM. les jurats, conseillers de ville et notables, du *5 mai 1769* [3], ne laisse aucun doute à ce sujet.

Cet établissement, qui parait être la propriété de l'État, a été, plus tard, revendiqué par la Ville et a formé la base d'un procès intenté par la Ville à l'État, au Département et à l'Asile. Il fonctionna sous le nom de *Maison de force* jusqu'en 1809.

A cette époque, les détenues furent transférées à la Maison de réclusion d'Eysses, près d'Agen, et une partie de l'*établissement fut consacré aux aliénés* dont le nombre s'accroissait de plus en plus (37 en 1802, 66 en 1810, Bigot, p. 100).

C'est à partir de cette époque que la Ville, qui entretenait des aliénés exclusivement à sa charge, dans un établissement municipal appelé « La Manufacture », les transféra dans l'Asile ainsi agrandi.

Je n'ai pu trouver, et mes prédécesseurs n'ont pu trouver non plus, l'acte qui consacrait cette affectation. La Ville elle-même, lors du procès, n'a pu le produire. Mais cette mesure devait être la conséquence du décret du 25 avril 1808 [4] qui affectait à l'Asile des aliénés une somme de 40,000 francs à prélever sur la vente des matériaux et terrains provenant du Château-Trompette.

(1) Voir pièce n° 5.
(2) Voir pièce n° 20.
(3) Voir pièce n° 6.
(4) Voir pièce n° 7.

L'article 13 est ainsi conçu : « Il sera construit à l'Asile des aliénés un bâtiment séparé, propre à recevoir dix ou douze malades payants. »

Le document suivant que j'ai trouvé sur le rapport de M. Bigot, page 65, confirme cette opinion.

Le voici :

Une note ou minute de lettre, écrite au Ministre de l'Intérieur par le Préfet de Bordeaux, sans date, mais qui est peu éloignée de cette époque, demande des explications sur les divers articles du décret.

Arrivé à l'article 13, le Préfet continue :

« Une somme de 40,000 francs est accordée pour la construction de ces bâtiments. La Maison de force étant contiguë à l'hospice des aliénés pourra être utilisée pour recevoir des malades payants, lorsque les individus qui y sont enfermés auront été transférés à l'Abbaye d'Eysses dans le département de Lot-et-Garonne. »

La création, par décret, du premier pensionnat, semble donc remonter à cette époque.

SUPPRESSION DU DÉPÔT DE MENDICITÉ
et cession à l'Administration des Hospices d'une partie de ce dépôt avec affectation aux Aliénés.

DE 1809 A NOS JOURS

En 1823, un décret du 26 février supprima le Dépôt de mendicité, bâti par l'intendance de Guienne vers 1770 (Bigot, p. 15) sur le terrain de l'ancien Hospice des Pauvres de la Ville.

Les termes de ce décret (1) ne laissent aucun doute sur l'affectation de ce dépôt au service des aliénés.

(1) Voir pièce n° 8.

Ce décret dit en effet :

. . . .

Sur le rapport de notre ministre...
Notre Conseil d'État entendu...
Nous avons ordonné et ordonnons ce qui suit :

Article premier. — Le Dépôt de mendicité du département de la Gironde est supprimé.

Art. 2. — Le Préfet de la Gironde est autorisé à céder, au nom du Département, à l'*Administration des Hospices* de notre bonne ville de Bordeaux, et l'Administration de ces établissements est autorisée à accepter la propriété de deux bâtiments et de deux cours faisant partie de l'ancien dépôt de mendicité qui sont contigués à l'*hospice des aliénés*, à la charge par la susdite Administration, d'y établir des *loges d'aliénés* dont les plans et devis devront être soumis à l'approbation de notre ministre, etc...

Voilà encore un document qui constate l'existence autonome de l'Asile et qui lui consacre un terrain et deux bâtiments en vue de son agrandissement.

Cession d'une partie de ces terrains à l'Archevêque de Bordeaux.

Paiements faits au nom des aliénés.

Le 24 juin 1823 [1] la Commission administrative des Hospices écrit à M. le Préfet de la Gironde une lettre relative à la cession d'une cour et d'un puits à M. l'Archevêque de Bordeaux.

Voici les clauses de cette cession :

. . . .

... Nous consentons à céder à Monseigneur l'Archevêque la seconde cour comprise dans la donation que nous a faite le Conseil général et dans laquelle est situé le puits, sans le bâtiment qui entoure la première cour, à la condition convenue entre nous et Monseigneur l'Archevêque qu'il sera payé à *l'hôpital des aliénés*, par Monseigneur ou par l'Administration du Petit Séminaire, *une somme de 25,000 fr.*, le premier tiers payable aussitôt après l'ordonnance rendue.

[1] Voir pièce n° 9.

Ordonnance du 28 avril 1824 autorisant cette cession.

A l'appui de cette lettre, je joins la copie de l'ordonnance royale du 28 avril 1824[1] qui sanctionne et autorise cette vente qui eut lieu le 30 juillet 1824 suivant un acte notarié dont la copie se trouve dans les archives de l'Asile.

Arrêté préfectoral du 31 juillet 1824 approuvant les plans d'appropriation de ce Dépôt.

Le produit de cette vente servit à l'appropriation du Dépôt.

C'est ce qui semble résulter d'un arrêté préfectoral en date du 31 juillet 1824 [2].

Le Préfet dit :

. . . .

Considérant qu'il importe de mettre la Commission administrative à même d'*utiliser au profit de l'Hospice des aliénés* les bâtiments qui lui sont advenus par l'effet de deux ordonnances;

Arrête :

Article premier. — La Commission administrative de l'hospice de Bordeaux est autorisée à approprier les bâtiments provenant de l'ancienne Maison de mendicité conformément aux plans et devis annexés au présent arrêté.

Art. 2. — Il sera pourvu à cette dépense évaluée à la somme de 19,845 fr. 18 par les moyens indiqués dans la délibération de la Commission.

Les ordonnances visées étant celles :

1° Du 26 février 1823, qui cédait une partie du Dépôt de mendicité à la Commission des Hospices à charge par elle d'y aménager des loges;

2° Du 28 avril 1824, qui autorisait la vente à l'Archevêque

(1) Voir pièce n° 10.
(2) Voir pièce n° 11.

moyennant une somme de 25,000 francs au profit de l'Asile des aliénés; c'est assurément sur cette somme que les 19,845 fr. 18, prévus au devis, ont été prélevés.

Donation Meuriot.

Une nouvelle preuve que l'Asile des aliénés avait une existence propre, c'est que ses revenus, de l'aveu même de la Commission des hospices, étaient déposés au Mont-de-Piété.

C'est ce que constate une lettre du 12 décembre 1831([1]) au sujet du paiement des charges résultant de la donation Meuriot.

Mais, avant de relater les termes de cette lettre, je crois devoir faire connaître en quoi consistait cette donation, ainsi que sa provenance.

Mme veuve Meuriot était la sœur de Mme Duhart, supérieure des Dames de Nevers. Cette dernière avait la direction des services de l'Asile depuis de longues années.

Son intention était de laisser sa fortune à l'Asile, mais, ne voulant pas en dépouiller sa sœur, elle la lui laissa à charge par elle d'exécuter ses volontés.

C'est ce qui fut fait le 15 juin 1831. Cette donation, faite à la Commission des Hospices pour être *affectée aux services et aux besoins de l'hospice des aliénés*, consistait en([2]) :

1° Une maison, place Royale, n° 14;

2° Un petit domaine appelé *au Cyprès* (domaine d'Aubidey);

3° Deux échoppes et un lavoir.

Le testament ayant été remis au notaire de l'Asile, lors de la vente de ces immeubles, je ne puis en donner le texte exact, mais les notes qui restent au dossier et la mention qui en est faite sur le registre des délibérations me permettent d'affirmer que les charges à payer à la donatrice, alors âgée de quatre-vingt-six ans, consistaient :

1° En une somme de 4,000 fr. en argent;

2° En une rente viagère de 400 francs.

La maison de la place Royale rapportait 750 francs.

([1]) Voir pièce n° 13.
([2]) Voir pièce n° 12.

Le domaine, 300 francs, et les échoppes, 50 francs.

Le tout a été vendu près de 140,000 francs.

Pour payer ces charges, la Commission des Hospices se sert de l'avoir des aliénés.

La Commission dit en effet à M. le Préfet[1] :

Lorsque nous proposâmes par délibération du 26 septembre dernier d'appliquer aux charges du don de Mme Meuriot les premiers capitaux sujets à collocation qui rentreraient aux Hospices, nous n'avions pas pensé *que l'Hôpital des aliénés se trouvant lui-même propriétaire de capitaux déposés au Mont-de-Piété*, il était plus naturel, et surtout beaucoup plus simple, quant à la comptabilité, de prendre sur ces fonds la somme nécessaire pour assurer les dites charges.

Nous avons, en conséquence, par une nouvelle délibération, etc...

Malgré les termes précis du testament ainsi que ceux contenus dans cette lettre, la Commission des Hospices ne voulait pas, en 1841, après la remise de l'Asile au directeur nommé par le ministre, transférer à celui-ci les titres de propriété. Ce ne fut qu'en 1849, après intervention du Préfet de la Gironde, de M. le Ministre de l'Intérieur et sur le vu d'une consultation du Comité de jurisprudence des établissements de bienfaisance des hospices de Bordeaux[2], que la Commission consentit à remettre les titres à l'Administration de l'Asile.

Remise de l'Asile au Directeur nommé par le Ministre en exécution de la loi du 30 juin 1838

En 1841, l'Administration des Hospices remit au Directeur nommé par le Ministre l'administration de l'Asile.

Ce ne fut que contrainte et forcée que la Commission fit cette transmission de pouvoirs.

Je ne m'arrêterai pas, pour ne pas allonger inutilement ce rapport, aux péripéties de cette opération, et je noterai seulement que la Commission, en son nom et au nom de la Ville, revendi-

(1) Voir pièce n° 13.
(2) Voir pièce n° 24

quait purement et simplement la propriété des bâtiments de l'Asile. Je reviendrai sur ce sujet un peu plus loin.

Transfert des hommes à Cadillac.

Je ne citerai que pour mémoire le transfert, en 1845, des hommes à Cadillac.

Acquisition par l'Asile de la Corderie Barrade.

En 1850, le nombre des malades augmentant toujours, l'Asile ne pouvait songer à les hospitaliser qu'en achetant les terrains voisins pour y édifier de nouvelles constructions.

La corderie Barrade, qui était contiguë au terrain de l'Asile, ayant été mise en vente judiciairement, M. le Ministre de l'Intérieur (1) autorisa le directeur à participer à l'adjudication jusqu'à concurrence de 20,000 fr.

Cette corderie fut adjugée à l'Asile pour la somme de 13,100 fr. outre les charges de l'enchère; c'est ce qui résulte de la pièce n° 16 jointe au dossier que je ne produis qu'à titre de renseignement précis et pour remplacer les documents originaux qui ont été remis à l'Administration municipale de Bordeaux, à la suite de l'approbation de la convention passée entre elle et l'Asile le 5 août 1885 (2).

C'est sur la limite de ce terrain que l'Asile fit construire en 1857 un nouveau bâtiment, qui devint le pensionnat de 1re et de 2e classe.

Procès avec la Ville et les Hospices.

J'ai dit plus haut que, en 1841, les Hospices et la ville de Bordeaux revendiquèrent la propriété de l'Asile.

Les Hospices ne se dessaisirent de l'administration de cet éta-

(1) Voir pièce n° 15.
(2) Voir pièce n° 19.

blissement qu'en faisant des réserves sur l'acte administratif qui les dépossédait.

Mais ce ne fut qu'en 1871 que la Ville et les Hospices intentèrent un procès à l'État, au Département et à l'Asile pour se faire restituer une partie des terrains et bâtiments de l'Asile des aliénées.

Je ne m'étendrai pas sur les phases de ce procès, qui ne se termina qu'en 1884.

Je ne consacrerai que quelques lignes à en faire l'historique, afin d'arriver rapidement à la convention de 1885.

Dans l'exploit introductif d'instance du 3 juin 1871 [1], la Ville et les Hospices assignaient l'État, le Département et l'Asile, en vue de se faire déclarer propriétaires d'une partie des terrains et bâtiments sur lesquels était construit l'Asile.

Mais les prétentions des Hospices ne portaient plus, comme en 1841, sur la propriété de l'Asile, ainsi qu'on peut le voir sur la pièce 17. Il y est dit, en effet :

> Cette Commission s'est présentée; elle a conclu à être elle-même reconnue seule propriétaire des biens qui composaient l'Asile des aliénés avant l'application de la loi du 30 juin 1838, *sous la réserve de ne prendre possession totale ou partielle de ces immeubles que lorsqu'ils cesseraient d'être occupés par les aliénées.*

La Commission reconnaissait elle-même l'autonomie de l'Asile.

Le Département aussi, puisqu'il se désistait et concluait « *à ce que l'Asile des aliénées soit déclaré seul propriétaire des terrains, etc.* ».

L'État, lui, opposait une fin de non-recevoir et demandait à être mis hors de cause, comme complètement désintéressé dans l'instance.

Les conclusions de l'Asile furent admises en première instance.

La Ville et les Hospices firent appel, et le jugement de première instance fut confirmé en appel.

La Ville se pourvut alors en cassation. L'arrêt fut cassé et les parties renvoyées devant la Cour d'Agen.

Cette Cour donna gain de cause à la Ville, sauf, bien entendu, en ce qui concernait les biens acquis ou légués à l'établissement.

(1) Voir pièce n° 17.

Convention avec la Ville du 5 août 1885.

La Ville, quoique ayant gagné son procès, ne pouvait prétendre expulser l'Asile comme un simple particulier. L'administration de l'Asile, de son côté, ne demandait que la possibilité de se déplacer, la reconstruction sur place d'un nouvel asile étant impossible.

Mais, pour cela, il n'y avait qu'un moyen : vendre à la Ville tous les terrains appartenant à l'Asile et acheter une propriété aux environs de Bordeaux.

De là, la convention passée avec la Ville [1] qui s'engageait, en échange des terrains cédés, à verser 300,000 francs, l'Asile prenant l'engagement de se déplacer dans une période de cinq ans.

Approbation de la convention par arrêté du 8 août 1885.

Cette convention fut approuvée par arrêté du Préfet [2] pris en Conseil de préfecture, le 8 août 1885, conformément aux prescriptions du décret du 25 mars 1852 et de la loi du 5 avril 1881.

Achat de la propriété de Château-Picon.

La convention approuvée, on établit la situation financière de l'Asile.

La voici :

1° Somme provenant de la Ville. . . . . . . F.	300,000	»
2° Domaine d'Aubidey (estimé 40,000 fr.) vendu.	90,000	»
3° Maison de la Bourse.	39,000	»
4° 5,400 francs rente 4 1/2 % vendus.	129,885	70
5° 3,600 francs rente 4 1/2 % vendus.	86,609	70
6° 5,500 francs rente 3 % vendus.	150,266	70
7° 12,000 francs rente 3 % vendus.	324,142	50
8° 105 francs rente 3 % amortissable vendus. .	2,960	20
Total. . . . . F.	1,122,864	80

(1) Voir pièce n° 18.
(2) Voir pièce n° 19.

Le domaine de Château-Picon, où se trouve l'Asile actuellement, fut acheté 200,000 francs à Mme veuve Faugas.

Mais, la somme qui restait n'étant pas suffisante pour faire construire le nouvel asile, un emprunt de 900,000 francs fut décidé et sa réalisation autorisée par décret en date du 18 septembre 1888 (1).

Un autre décret en date du 15 juin 1891 (2), autorisa un second emprunt de 200,000 francs pour la construction de deux nouveaux pavillons.

Enfin, à la date du 10 décembre 1906, un dernier décret (3) m'a autorisé à contracter un troisième emprunt de 250,000 francs pour la construction de pavillons destinés aux malades contagieux et à une infirmerie.

Voilà, Monsieur le Préfet, le résumé, aussi succinct que possible, des origines de l'Asile et de ses diverses transformations avec tous les documents à l'appui que j'ai pu me procurer.

Il me reste, maintenant, à traiter la question de l'autonomie de l'Asile. C'est ce que je vais faire dans la deuxième partie de ce rapport.

(1) Voir pièce 20.
(2) Voir pièce 21.
(3) Voir pièce 22.

DEUXIÈME PARTIE

L'autonomie de l'Asile n'a jamais été sérieusement contestée.

Comme je l'ai dit dans la première partie de ce rapport (p. 14), la Commission des Hospices essaya de revendiquer la propriété de l'Asile en 1841, mais, en 1871 [1], nous avons vu qu'elle n'avait plus la même prétention et qu'elle ne revendiquait seulement la propriété des bâtiments et terrains « *que lorsqu'ils cesseraient d'être occupés par les aliénés* ».

Cette autonomie résulte, d'après moi, et je suis d'accord en cela avec M. le Ministre de l'Intérieur, des lettres-patentes de 1757; la Maison de force qu'elles créaient ayant été affectée, en 1809, aux aliénés (voir pièces nos 6 et 18, ainsi que la note de la page 10).

De plus, vous avez pu voir que l'hospice des aliénés existait depuis 1551. Dans tous les cas, et en supposant même que cette origine pût être contestée, il est prouvé qu'il existait avant la Révolution, qu'il a été, naturellement, compris dans les établissements confisqués au profit de l'État par le décret du 23 messidor an II (11 juillet 1794) et qu'à dater de cette époque, tout au moins, c'est le Directeur de la Maison de force, établissement de l'État, qui a dirigé cet hôpital. (Voir page 8.)

La loi du 16 vendémiaire an V n'a fait que le rendre à son ancienne destination.

M. le Ministre de l'Intérieur adressait à ce sujet, le 14 août 1815 [2],

[1] Voir pièce no 16.
[2] Voir pièce no 23.

à M. le Préfet de la Gironde, une lettre dont voici les principaux passages :

... Le Conseil municipal ne peut pas ignorer que les établissements placés dans les conditions où se trouve l'Asile de Bordeaux, ne sont la propriété de qui que ce soit: qu'ainsi que les hospices, *ils s'appartiennent à eux-mêmes;* qu'ils vivent de leur existence propre; *qu'ils acquièrent, possèdent et s'administrent à titre particulier...*

Plus loin, il ajoute :

...Une pareille prétention serait d'autant moins fondée, dans l'espèce, que l'établissement dont il s'agit a été confisqué par l'État en 1794, déclaré propriété nationale et confondu comme tel dans le domaine national. La loi du 16 vendémiaire an V, en rendant les établissements de bienfaisance à leur ancienne destination, ne les a ni restitués à leurs anciens propriétaires, ni attribués en propriété aux communes. Ces établissements sont demeurés propriétés d'origine domaniale et ont, depuis, vécu de la vie indépendante que leur avait donnée la loi précitée en les constituant *en personnes civiles capables de recevoir, de posséder, d'administrer, et de transmettre...*

Le Conseil d'État était et a toujours été du même avis.

Je trouve, en effet, dans les Archives de l'Asile :

1° Une ordonnance royale en date du 4 septembre 1816 [1] autorisant l'Asile à accepter un legs de 2,500 livres.

Cette ordonnance porte :

. . . .

... sur le rapport de notre Ministre, Secrétaire d'État au Département de l'Intérieur;

Notre Conseil d'État entendu,

Nous avons ordonné et ordonnons ce qui suit :

ARTICLE PREMIER. — La Commission administrative des Hospices de Bordeaux, département de la Gironde, est autorisée à accepter au nom de l'*Hospice de la Maison de force, aujourd'hui des aliénés...*

Je souligne « *au nom de la Maison de force, aujourd'hui des aliénés,* car, à défaut d'autre document, celui-ci, élaboré sept ans après, constate que la Maison de force créée par les lettres-patentes de 1757, a bien été affectée aux aliénés en 1809. Il ne saurait plus y avoir de doutes à cet égard.

Le 29 mars 1817 [2], six ans après la remise de l'Asile par la

[1] Voir pièce n° 21.
[2] Voir pièce n° 25.

Commission administrative des Hospices au Directeur nommé par le Ministre, une ordonnance royale autorise :

1° La Commission administrative des Hospices de Bordeaux;
2° *Le Directeur de l'Asile des aliénés;*
3° Le Maire de Bordeaux,
à accepter, *chacun en ce qui le concerne*, les cinq legs de mille francs chacun, faits à titre gratuit par Pedro Mariano de Goyenche y Barreda.

Le 28 et le 30 avril 1847 ([1]), M. le Préfet de la Gironde prend deux arrêtés en conformité des ordonnances royales des 2 avril 1817 et 6 juillet 1846, pour autoriser le Directeur à accepter au nom de cet établissement deux legs de 1,000 francs chacun.

L'Asile a donc été depuis 1808 ([2]) reconnu apte à *accepter* soit de la part de l'Etat, soit du Département ([3]), soit des particuliers ([4]).

Nous avons vu qu'il avait été, par deux fois, reconnu apte à acquérir :

1° Pour l'achat de la corderie Barrade;

2° Pour l'achat du domaine Picon où il a été reconstruit.

Par trois fois, il a été autorisé à emprunter :

1° 900,000 francs, 2° 200,000 francs, et 3° 250,000 francs.

Il ne me reste plus maintenant qu'à traiter ou du moins à produire les divers actes de son administration intérieure.

Après ce que j'ai dit, il paraît presque superflu d'aborder cette question qui ne peut influer en rien sur le caractère reconnu de son autonomie; mais je veux, néanmoins, ne serait-ce qu'à titre documentaire, en donner un léger aperçu.

En dehors des notes ou extraits divers contenus dans le dossier de l'Asile, et que j'ai déjà, en partie, énumérés, notamment la délibération de la Commission des Hospices du 4 pluviôse an X, qui donne la direction de l'Asile aux Dames de Nevers, le premier document authentique que je trouve est le règlement de l'Asile élaboré par la Commission des Hospices le 28 pluviôse an XIII ([5]). Pour la première fois, les conditions d'admission y sont formulées.

Il est exigé : 1° Une pétition revêtue de trois signatures au moins, soit des parents, soit d'amis ou de voisins, à défaut de parents.

([1]) Voir les pièces n°s 26 et 27.
([2]) Voir pièce n° 7.
([3]) Voir pièce n° 10.
([4]) Voir pièce n° 12, etc.
([5]) Voir pièce n° 28.

2° Un certificat d'un *médecin* ou d'un *chirurgien*, attestant l'état de démence de l'individu proposé.

Toutes ces signatures devaient être légalisées.

La deuxième est encore un *règlement daté de 1822*(¹), beaucoup plus complet que le précédent.

Donc, au moment où fut promulguée la loi du 30 juin 1838, l'Asile de Bordeaux avait ses règlements, son existence propre, s'administrait lui-même, conformément aux lois, et l'excédent de ses revenus était placé au Mont-de-Piété ainsi que nous l'avons vu page 14, pièce n° 13.

La loi du 30 juin 1838, en affranchissant l'Asile de la tutelle de la Commission administrative des Hospices, a-t-elle enlevé à l'établissement son caractère?

En a-t-elle fait un établissement départemental?

Assurément non.

Cette idée n'est jamais venue à personne, et la meilleure preuve que l'Asile avait conservé dans l'esprit de tous son autonomie réside dans le fait suivant :

L'article 1er de la loi du 30 juin 1838 stipule que chaque département est tenu d'avoir un établissement public spécialement destiné aux aliénés, *ou de traiter à cet effet avec un établissement public ou privé* soit de ce département, soit d'un autre département.

Les pièces nos 30 et 31 montrent d'une façon irréfutable que l'Asile était considéré, par le Ministre de l'Intérieur et par le Préfet, comme un asile autonome, faisant fonction d'asile public, à dater de la loi de 1838, puisqu'on traite avec lui.

La pièce n° 30 est une lettre adressée au premier Directeur de l'Asile par le Commissaire du Gouvernement le 4 mai 1818.

L'article 1er de la loi y est exactement reproduit et la lettre ajoute :

Le Ministre de l'Intérieur a souvent insisté pour la passation de ce traité.

. . . .

... je vous prie de le communiquer (ce traité) à la Commission de surveillance de l'Asile. S'il ne donne lieu à aucune observation, vous en ferez faire trois copies, etc....

(¹) Voir pièce n° 29.

La pièce n° 31 est la copie exacte de ce traité passé le 10 mai 1818 entre le Commissaire du Gouvernement et le Directeur.

L'approbation ministérielle est du 24 juillet 1848.

Ce traité, fait pour dix ans, n'a pas été renouvelé et il est toujours en vigueur par tacite reconduction.

Le Conseil général n'est jamais intervenu que pour donner son avis sur le prix de journée.

Les budgets de l'Asile ne lui ont jamais été soumis. Le Préfet, représentant du Ministre, les approuve seul.

Lorsque la Convention passée avec la Ville a obligé l'Asile à se déplacer, le Conseil général, pour faciliter ce déplacement et assurer le paiement de l'annuité de l'emprunt que devait contracter l'établissement, a augmenté le prix de la journée de 1 fr. 05 à 1 fr. 35.

Cette mesure constituait-elle un don volontaire et le Département, par ce fait, pouvait-il prétendre à un droit quelconque sur l'Asile? Assurément non.

La pièce n° 32, qui n'est que la reproduction du rapport de M. le Préfet au Conseil général, prouve que cette augmentation n'était qu'une *réparation due à l'Asile par le Département.*

Le Préfet dit :

M. le Ministre de l'Intérieur m'écrivait le 7 juillet 1883 : La reconstruction de l'Asile doit coûter en chiffre rond 1,800,000 francs.

...., mais, quelles que soient les conditions de l'accord, l'Établissement ne pourra se reconstruire qu'en empruntant, et il ne pourra emprunter que si le Département paie désormais, pour les aliénés, un prix de *journée au moins égal au prix de revient.*

Les bonis du pensionnat sont aujourd'hui, en très grande partie, absorbés par l'insuffisance de ce prix de journée. Il est indispensable qu'ils deviennent disponibles pour assurer le service d'un emprunt.

A l'égard des malades indigentes, le prix de revient de la journée oscille entre 1 fr. 30 et 1 fr. 35 (c'est ce dernier taux qui me semblerait devoir être admis), tandis qu'il n'est que de 1 fr. 05 depuis vingt ans, malgré l'accroissement considérable du prix des denrées.

La thèse développée dans cet ordre d'idées par M. le Dr Foville est irréprochable en droit, comme au point de vue de l'équité.

En droit, l'Asile de Bordeaux et le département de la Gironde *sont légalement* dans la situation de *deux parties contractantes* qui devraient stipuler avec une égale indépendance.

En fait, d'après les calculs établis par M. le Dr Foville, pour les vingt-cinq dernières années, la dépense d'entretien des aliénées indigentes de la Gironde dépasse de 411,000 francs les sommes versées pour cet objet par le département.

Le Conseil général, après en avoir délibéré, a voté le prix de journée de 1 fr. 35 par jour, *réparant* ainsi purement et simplement le préjudice causé à l'Asile pendant vingt-cinq ans et s'évitant, par cette décision, la nécessité de construire pour hospitaliser ses indigentes un asile départemental.

En groupant chronologiquement tous les documents de ce dossier, je crois, Monsieur le Préfet, avoir donné satisfaction, dans la mesure du possible, à la demande contenue dans la lettre de M. le Ministre de l'Intérieur du 4 janvier dernier.

Le Directeur,

P. JOSSERAND.

DOCUMENTS A L'APPUI

DOCUMENTS A L'APPUI

ORIGINES DE L'ASILE D'ALIÉNÉES DE BORDEAUX

PIÈCE N° 1

Extrait d'un rapport adressé à M. le Préfet de la Gironde par la Commission administrative des hospices de Bordeaux en 1841.

Archives départementales.

... L'origine de l'Hôpital des aliénés proprement dit, ses titres de fondation, les charges sous lesquelles il fut institué, sont complètement inconnus. Les archives des hôpitaux ne fournissent aucune indication à cet égard. Les ouvrages des chroniqueurs n'en donnent pas davantage ou, du moins, on n'y trouve que des notions vagues et incomplètes.

Son nom d'*Arnaud Guiraud* a donné lieu à diverses conjectures.

Un Arnaud Guiraud était archevêque de Bordeaux dans le XIIe siècle; peut-être en fut-il le premier fondateur.

Arnal, dans ses Chroniques, parle d'un bourdieu acheté en 1551 par un *Arnaud Guiraud*, qui y aurait bâti sa maison. La situation indiquée se rapporte à celle du local de l'Hospice.

Le même auteur parle de l'achat de ce bourdieu ou enclos par les jurats en 1586.

Des traditions populaires attribuent la fondation comme *hôpital d'aliénés* à un *Arnaud Guiraud*, marchand, qui vivait vers l'époque où, après la découverte de l'Amérique, les expéditions au long cours commencèrent à être pratiquées plus habituellement à Bordeaux, c'est-à-dire vers la dernière moitié du XVIe siècle.

Voici la légende : Le marchand Arnaud Guiraud avait mis toute sa fortune sur un navire; le retour ne s'effectuait pas; réduit à la misère par ce retard prolongé, Arnaud Guiraud perdit la raison. Le retour inespéré du navire rétablit à la fois l'état de sa fortune et celui de son esprit; et, par compassion pour les malheureux dont lui-même venait d'éprouver le sort, il aurait consacré l'enclos qu'il possédait le long du grand chemin de Sainte-Eulalie, aux Terres-de-Bordes, et quelques échoppes qui y étaient bâties, à faire un petit hôpital d'aliénés qu'il donna à la Ville...

PIÈCE N° 2

Extrait d'un rapport du Directeur de l'Asile des aliénés de Bordeaux sur le caractère de cet établissement.

30 décembre 1849.

. . . .

... M. Révolat, ancien médecin de l'Hôpital des aliénés, dans ses *considérations sur l'Hôpital des aliénés de Bordeaux* publiées en 1838, s'appuyant sur *quelques lignes d'un supplément à la Chronique bordelaise* par Jean Darnal, en 1672, attribuerait à *Arnaud Guiraud* la pensée du premier asile affecté aux aliénés à Bordeaux.

« Cet enclos, dit M. Révolat page 27, était connu de temps immémorial sous le nom d'*Arnaud Guiraud*, son fondateur, qui, touché de la position affligeante des malheureux qu'il voyait en assez grand nombre atteints d'aliénation mentale, conçut le généreux projet de les recueillir sur une portion de terrain qu'il possédait près de son habitation au *Bourdieu*, hors ville, longeant la grande rue Saint-Jean actuelle. Il fit construire vingt-quatre maisonnettes à la suite les unes des autres, attenantes à des jardins et à une cour dans laquelle il fit construire huit à dix cages en bois destinées à recevoir un pareil nombre d'aliénés qu'il mit sous la surveillance d'un concierge chargé, avec sa famille, d'entretenir la propreté des cages et de pourvoir les aliénés de vivres et de paille fraîche avec le produit du loyer des maisonnettes. »

. . . .

... L'insuffisance de ce local détermina les jurats à acheter, en 1586, *le bourdieu ou enclos d'Arnaud Guiraud.* La maison qui y existait fut consacrée au traitement de ces malades. D'après des recherches faites par M. Lamothe, inspecteur des établissements de bienfaisance de ce département, des agrandissements eurent lieu successivement en 1601, 1602 et 1607. Un don de 600 livres suivant lui, de 900 suivant la *Chronique* déjà citée, fut fait à cette dernière époque par Mlle de Bordes, et destiné à la construction d'une chapelle...

PIÈCE N° 3

Réduction du plan Bonfin de 1758.

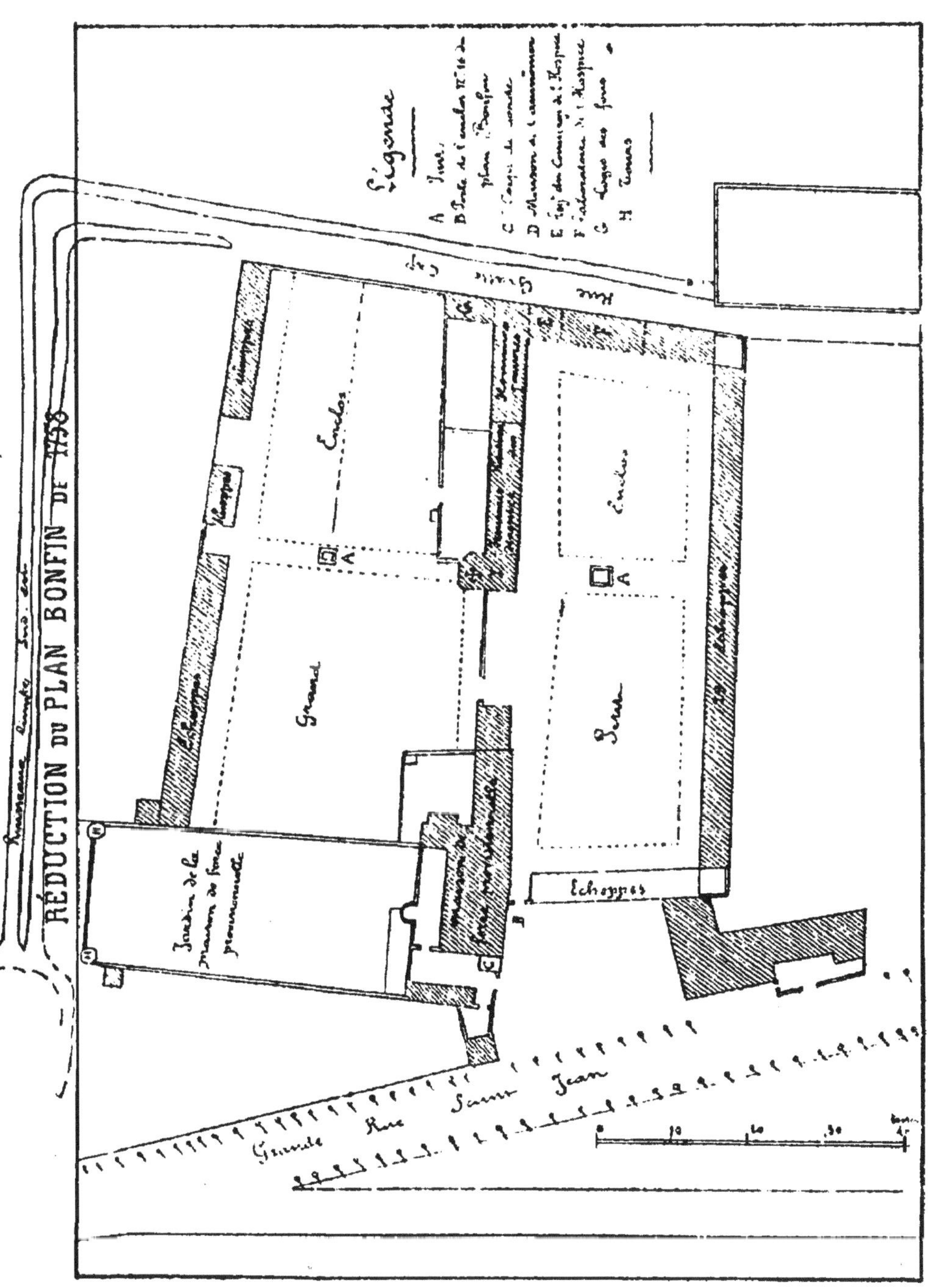

PIÈCE N° 4

Construction de loges.

Délibération des Jurats du 18 décembre 1776.

. . . .

1776, 18 décembre. — Délibération de MM. les Jurats, par laquelle ils consentent que la demoiselle Rose Luga fasse bâtir à ses frais, à gauche de la porte d'entrée de la Maison de force, deux loges de six pieds et demi de long sur six pieds de large, pour y faire transférer deux de ses sœurs tombées en démence depuis longtemps et que les religieuses de la Magdeleine ne veulent plus garder dans leur couvent.

PIÈCE N° 5

Lettres patentes d'établissement d'une Maison de force à Bordeaux.

Du mois de décembre 1757.

LOUIS, par la grâce de Dieu, roi de France et de Navarre : A tous présents et à venir, salut.

Les maire, sous-maire et jurats de notre ville de Bordeaux nous ont très humblement représenté, qu'ayant à disposer d'un terrain le long de la Plate-Forme, près de la nouvelle porte de Berry, ils n'avoient cru faire un emploi plus utile que de le céder, par une délibération du deux du présent mois, pour y construire une Maison de force destinée à y renfermer les filles de mauvaise vie et contenir en même temps des infirmeries tant pour les hommes que pour les femmes, où l'on guérirait ceux et celles qui seroient attaqués de maux vénériens ; que ce double établissement renfermoit, tout à la fois, le moyen de réprimer le désordre et de pourvoir à la conservation des hommes. Touché de ces vues, qui tendent au bien public, Nous aurions déjà accordé une somme de soixante mille livres une fois payée, pour la construction de ladite maison, et 6,000 livres par an pour aider à soutenir cet établissement, jusqu'à ce qu'il soit doté par les personnes qui paroissent se porter à y contribuer; et voulant, à cet effet, donner à ladite Maison une forme stable et autoriser les dons et legs qui pourroient lui avoir été faits, ou lui être faits par la suite, pour ces causes et autres à ceux nous mouvant, Nous, de l'avis de notre Conseil, qui a vu ladite délibération des Maire et Jurats de Bordeaux, du 2 décembre 1757, le plan du rez-de-chaussée des bâtiments de la Maison de force à construire, le plan du premier étage de ladite maison, et le plan d'élévation, lesdits plans signés Bonfin, inspecteur des travaux de la Ville, et Thibaut, procureur syndic; et le devis desdits ouvrages à faire, aussi signé Bonfin; et de notre grâce spéciale, pleine puissance et autorité Royale, avons dit et déclaré, et par ces présentes, signées de notre main, disons, déclarons, voulons et nous plaît, qu'il soit incessamment établi dans notre ville de Bordeaux, au lieu appelé la Plate-Forme, près la porte Berry, une maison appelée Maison de force qui sera construite sur les fonds donnés par la Ville, et icelle régie et gouvernée de la manière qui va être par Nous prescrite.

ARTICLE PREMIER. — . . . .
. . . .

Donné à Versailles, au mois de décembre, l'an de grâce mil sept cent cinquante sept, et de notre règne le quarante-troisième.

Signé : LOUIS.

Par le Roi :
Signé : PHELIPEAUX.

Visa : Signé : Louis.

PIÈCE N° 6

Maison de force.

Délibération des Jurats du 5 mai 1769 ([1]).

---

5 mai 1769. — MM. les Jurats, Conseillers de ville et Notables étant assemblés :

Il a été délibéré de donner en échange des bâtiments ci-devant destinés à l'établissement d'une maison de force, au lieu de la Plate-Forme, un terrain suffisant situé dans l'enclos d'Arnaud Guiraud, dont la valeur, jointe avec les dépenses à faire pour les bâtiments, soit de 60,000 livres. En conséquence, pour avoir plus d'argent à employer à la construction des bâtiments, l'emplacement cédé par la Ville n'a été évalué que 12,000 livres, et il a été décidé que la Ville donnerait les 40,000 livres restantes, au fur et à mesure des progrès de la construction des dits bâtiments.

([1]) BIGOT, page 148.

PIÈCE N° 7

Extrait de la collection complète des lois, décrets, ordonnances, règlements et avis du Conseil d'État, de Duvergier, t. XVI, p. 295 et sequentia.

25 avril 1808. — Décret concernant la ville de Bordeaux (IV bull. CXC, n° 3295).

. . . .

TITRE IV

Hôpitaux, hospices et établissements de charité.

. . . .

§ 4. — Hospice des Aliénés.

13. Il sera construit à l'Asile des aliénés un bâtiment séparé propre à recevoir dix ou douze malades payants.

. . . .

TITRE V

18. Il sera fondé une maison de mendicité pour tout le département.

Cette maison sera construite sur l'emplacement du dépôt actuel, lequel sera agrandi si cela est nécessaire par l'acquisition de terrains voisins.

. . . .

TITRE XI

Moyens exécutoires.

40. Nous faisons donation à la Ville de Bordeaux des matériaux provenant de la démolition du Château-Trompette et de ses dépendances et des terrains compris entre les rues, les places et le jardin public à former sur cet emplacement.

41. Les matériaux et terrains seront mis en vente.

Le produit des ventes sera versé dans la caisse municipale pour être employé comme il sera dit à l'article 44.

. . . .

44. Le produit des ventes sera distribué conformément aux dispositions suivantes :

. . . .

5° Pour la construction d'un bâtiment destiné aux malades payants, à l'hospice des aliénés, conformément à l'article 13, titre IV, et jusqu'à concurrence de 40,000 francs.

. . . .

45. Il sera employé, dans le cours de la présente année, à la totalité ou partie des dépenses réglées par l'article précédent, les sommes ci-après désignées, savoir :

. . . .

A la construction d'un nouveau bâtiment à l'hospice des aliénés. . . . . .Fr. 40,000

46. Il sera pourvu aux dépenses ci-dessus de la manière suivante :

. . . .

TITRE XII

De l'emprunt.

. . . .

55. Le grand juge, ministre de la justice, les ministres de l'intérieur, des finances, de la guerre et de l'administration de la guerre sont chargés de l'exécution du présent décret.

PIÈCE N° 8

Suppression du Dépôt de mendicité.

26 février 1823. Préfecture de la Gironde. Archives du département n° S.

LOUIS, par la grâce de Dieu, Roi de France et de Navarre, à tous ceux qui ces présentes verront, Salut.

Sur le rapport de notre Ministre, Secrétaire d'État au département de l'Intérieur,

Notre Conseil d'État entendu ;

Nous avons ordonné et ordonnons ce qui suit :

Article premier. — Le dépôt de mendicité du département de la Gironde est supprimé.

Art. 2. — Le Préfet de la Gironde est autorisé à céder au nom de ce département, à l'administration des hospices de notre bonne ville de Bordeaux, et l'administration de ces établissemens est autorisée à accepter la propriété de deux bâtimens et de deux cours faisant partie de l'ancien dépôt de mendicité, qui sont contigus à l'hospice des Aliénés à la charge, par la sus-dite administration, d'y établir des loges d'aliénés dont les plans et devis devront être soumis à l'approbation de notre Ministre, secrétaire d'État au département de l'Intérieur, et selon les autres clauses et conditions exprimées dans les délibérations du Conseil général du département de la Gironde, les 18 et 19 août 1821 et 9 septembre 1822.

Art. 3. — Il sera ultérieurement statué sur l'affectation à donner aux autres parties des bâtiments du dit dépôt.

Art. 4. — Notre Ministre, Secrétaire d'État au département de l'Intérieur, est chargé de la présente ordonnance.

Donné en notre château des Tuileries, le 26 février 1823 et de notre règne le vingt-huitième.

Signé : LOUIS.

Par le roi :

Le Ministre, Secrétaire d'État au département de l'Intérieur,

Signé : Corbière.

Enregistré le 15 mars 1823.

Le Secrétaire général,

Signé : Croneau.

PIÈCE N° 9

Bordeaux, le 24 juin 1823.

La Commission administrative des Hospices de Bordeaux à Monsieur le comte de Breteuil, préfet de la Gironde.

Monsieur le Préfet,

La lettre que vous nous fîtes l'honneur de nous écrire le 20 de ce mois, nous fit connaître les termes dans lesquels vous aviez, en qualité de médiateur, réglé les bases de la concession réclamée par Monseigneur l'archevêque, de l'une des cours du Dépôt de mendicité, *devenue propriété de l'hôpital des Aliénés.*

Déjà, nos communications verbales vous ont annoncé, Monsieur le Préfet, que la Commission acceptait les bases indiquées par vous, et nous avons eu l'honneur d'être admis auprès de Son Altesse Royale Madame, pour lui annoncer que cette affaire était terminée.

Pour constater régulièrement ce consentement, il nous reste,

Monsieur le Préfet, à répondre officiellement à votre lettre et tel est le but de celle que nous avons l'honneur de vous écrire aujourd'hui.

Nous consentons à céder à Monseigneur l'archevêque la seconde cour comprise dans la donation que nous a faite le Conseil général et dans laquelle est situé le puits, sans le bâtiment qui entoure la première cour; à la condition, convenue entre nous et Monseigneur l'archevêque, qu'il sera payé à l'*hôpital des Aliénés*, par Monseigneur ou par l'administration du petit séminaire, une somme de vingt-cinq mille francs, payable en trois années, ou plus tôt s'il est possible; le premier tiers payé aussitôt après l'ordonnance rendue.

Nous sommes prêts, Monsieur le Préfet, à concourir avec vous, s'il est nécessaire, à l'accomplissement des formalités qui doivent être remplies pour régulariser cette transaction.

Nous vous saluons avec respect.

Pour le Vice-Président :

Signé : PORTAL j^r.

PELAUQUE, *secrétaire général.*

PIÈCE N° 10

Ordonnance du Roi.

LOUIS, par la grâce de Dieu, roi de France et de Navarre;
A tous ceux qui ces présentes verront, Salut.

Sur le rapport de notre Ministre, Secrétaire d'État à l'Intérieur.

Vu la délibération du Conseil général du département de la Gironde en date du 18 août 1821, par laquelle il a été cédé à la Commission administrative des Hospices de Bordeaux une portion de l'ancien Dépôt de mendicité de ce département;

Vu notre ordonnance du 14 février 1823, par laquelle cette délibération est approuvée;

Vu la proposition du Préfet de la Gironde adressée au Conseil général le 11 juin 1823, tendant à obtenir du dit Conseil en faveur de l'archevêque de Bordeaux la cession d'une partie des bâtiments cédés aux Hospices par la délibération précitée;

Vu le refus que le Conseil général a fait intervenir par le motif qu'il a irrévocablement cédé ses droits aux Hospices;

Vu la délibération de la Commission administrative des dits Hospices, en date du 29 juillet 1823, par laquelle elle consent à vendre à l'archevêque une portion de bâtiments et cours à elle cédée par le Conseil général, au prix de vingt-cinq mille francs, et aux clauses et conditions insérées dans la dite délibération;

Vu l'adhésion de l'archevêque aux conditions de la vente consentie par la dite commission administrative,

Notre Conseil d'Etat entendu,

Nous avons ordonné et ordonnons ce qui suit :

ARTICLE PREMIER. — La Commission administrative des Hospices de notre bonne ville de Bordeaux, département de la Gironde, est autorisée à vendre à l'archevêque de Bordeaux, que nous autorisons également à acquérir, la portion de bâtiments et la cour provenant du Dépôt de mendicité, désignée au plan ci-joint par les couleurs rouges, bistre et brique, aux clauses et conditions énoncées dans la délibération de la dite commission en date du 29 juillet 1823.

ART. 2. — Notre Ministre, Secrétaire d'État, etc.

Donné à notre château des Tuileries, le 28 avril de l'an de grâce 1824 et de notre règne le vingt-neuvième.

Signé : LOUIS.

Par le roi :

Le Ministre, Secrétaire d'État au département de l'Intérieur,

Signé : CORBIÈRE.

PIÈCE N° 11

Archives départementales.

Arrêté du Préfet de la Gironde du 31 juillet 1824.

Le Préfet de la Gironde,

Vu l'ordonnance du 26 février 1823, et celle du 28 avril 1824;

Vu la délibération de la Commission administrative des Hospices de Bordeaux du 24 juillet courant;

Considérant qu'il importe de mettre la Commission administrative à même d'utiliser *au profit de l'Hospice des Aliénés* les bâtiments qui lui sont advenus par l'effet de deux ordonnances,

ARRÊTE :

1° La Commission administrative de l'Hospice de Bordeaux est autorisée à approprier les bâtiments provenant de l'ancienne maison de mendicité conformément aux plans et devis annexés au présent arrêté.

2° Il sera pourvu à cette dépense évaluée à la somme de 19,845 fr. 18 par les moyens indiqués dans la délibération de la Commission.

3° En conséquence, M. le Receveur de l'Hospice fera telles opérations que de raison pour régulariser ses écritures conformément aux règles de la comptabilité.

4° Extrait du présent arrêté sera transmis à la Commission des Hospices chargée de son exécution.

Le Préfet,
Signé : D'HAUSSEZ.

PIÈCE N° 12

Extrait des Registres de la Commission de Surveillance. Séance du 14 juin 1880 (vol. E, f° 112).

II. — DONATION MEURIOT.

Mme veuve Meuriot était la sœur d'une ancienne supérieure des sœurs de Nevers, Mme Duhart, qui avait consacré sa vie et une partie de sa fortune au service des aliénés et qui était décédée en 1829, laissant un testament par lequel elle instituait pour ses légataires universels les pauvres aliénés de l'hospice de Bordeaux.

. . . .

Voici les termes mêmes de cette donation :

« Est comparu.....

» Laquelle, voulant donner des preuves de l'intérêt qu'elle porte aux hospices de la ville de Bordeaux et particulièrement à l'Hospice des aliénés, a, par ces présentes, donné... à la Commission administrative des Hospices et *pour être affecté au service et aux besoins de l'Hospice des aliénés :*

» 1° Une maison, place Royale, n° 14.

» 2° Un petit domaine appelé au Cyprès... situé dans le territoire de la ville de Bordeaux, au plantier de Laloup.

» 3° Deux échoppes, nos 45 et 46, et un lavoir sis à Bordeaux, chemin de Saint-Vincent. »

Il est observé que ces deux dernières propriétés sont déjà affectées au service dudit Hospice des aliénées, l'une sert de maison de convalescence aux sœurs de la charité de Nevers qui la desservent et aux aliénées reçues dans l'Hospice.

Et le lavoir et ses dépendances sont utilisés pour le blanchissage du linge des aliénés et employés de l'Hospice.

PIÈCE N° 13

Commission administrative des Hospices.

Bordeaux, le 12 décembre 1831.

La Commission administrative des Hospices civils de Bordeaux à M. le Préfet de la Gironde, Bordeaux.

MONSIEUR LE PRÉFET,

Lorsque nous nous proposâmes, par délibération du 26 septembre dernier, d'appliquer aux charges du don de Mme Meuriot les premiers capitaux sujets à collocation qui rentreraient aux Hospices, nous n'avions pas pensé *que l'Hôpital des aliénés se trouvant lui-même propriétaire de capitaux déposés au Mont-de-Piété*, il était plus naturel et surtout beaucoup plus simple, quant à la comptabilité, de prendre sur ces fonds la somme nécessaire pour acquitter les dites charges.

Nous avons, en conséquence, par une nouvelle délibération, proposé ce dernier mode, et nous avons l'honneur, Monsieur le Préfet, de la soumettre à votre appréciation.

Nous vous saluons avec respect.

Le Vice-Président,

PELAUQUE, *Secrétaire général.* Signé : Louis FABRE.

PIÈCE N° 14

RÉPUBLIQUE FRANÇAISE

Commission administrative des Hospices de Bordeaux.

Vu l'acte retenu le 15 juin 1831 par M. Candau et son collègue, notaires à Bordeaux, ledit acte portant donation entre vifs et irrévocable de la part de la dame Meuriot, en faveur de la Commission administrative des Hospices civils de Bordeaux pour être affecté au service des aliénés : 1° d'une maison sise à Bordeaux, place Royale, n° 14; 2° d'un petit domaine situé au plantier de Laloup, territoire de Bordeaux; 3° de deux échoppes contiguës à un lavoir situé à Bordeaux, chemin de Saint-Vincent;

La lettre écrite le 4 septembre 1841 par M. le Préfet à M. le Directeur de l'Asile des aliénés;

La lettre adressée le 17 novembre 1841 par la Commission des Hospices aux membres du Comité consultatif;

Les soussignés, composant le Comité de Jurisprudence des Établissements de bienfaisance, consultés sur le point de savoir si le Directeur des aliénés a le droit de revendiquer la gestion et administration des immeubles compris dans la donation du 15 juin 1831, sont d'avis des résolutions suivantes :

Il résulte de l'acte retenu par M. Candau et son collègue le 15 juin 1831, qu'en effet, Mme Marie Meiller, veuve Meuriot, a fait donation aux Hospices de Bordeaux des corps d'immeubles désignés au dit acte, savoir :

La maison de la place Royale;

Le domaine appelé au Cyprès;

Les deux échoppes et le lavoir du chemin Saint-Vincent.

Il est constaté dans la donation que les deux dernières propriétés étaient déjà affectées au service des aliénés, et la dame Marie Meiller, veuve Meuriot, *exprime la volonté formelle que les immeubles par elle donnés à la Commission administrative des Hospices de Bordeaux soient affectés aux besoins de l'Hospice des aliénés.*

Les soussignés n'ont point à rechercher quelle étendue pourraient avoir sur les immeubles compris dans la donation les droits de la commune de Bordeaux dans le cas où l'Hospice des aliénés viendrait à être supprimé.

Quels que puissent être ces droits, il est certain que l'existence de l'Asile des aliénés permet d'attribuer aux objets donnés par Mme Marie Meiller, veuve Meuriot, l'affectation particulière qu'elle a eu le soin d'indiquer. Ces biens, destinés à concourir aux dépenses de l'Hospice des aliénés et aux besoins du service de cet établissement, doivent être régis et administrés suivant les formes et conditions propres aux institutions de ce genre.

L'article 6 de l'ordonnance du 17 avril 1840 (18 décembre 1839), rendue en exécution de la loi du 30 juin 1838 sur les aliénés, contient la disposition suivante :

« Le Directeur est chargé de l'administration intérieure de l'établissement et de la gestion de ses biens et revenus. »

Les termes de cet article ne permettent aucune hésitation. Le

Directeur de l'Asile de Bordeaux, en vertu des attributions qui lui sont conférées, a le droit incontestable de revendiquer la gestion et administration des immeubles que Mme Marie Meiller, veuve Meuriot, a spécialement affectés au service de l'Hospice des aliénés, et la Commission administrative ne pourrait, sur ce point, opposer à ses prétentions une résistance utile : elle devrait succomber en présence des énonciations claires et positives de l'article précité et des obligations qu'il impose au fonctionnaire chargé, *sous sa responsabilité*, de gérer et d'administrer les biens et revenus de l'établissement confié à sa direction.

Délibéré à Bordeaux, le 11 juin 1849.

Et ont signé : Édouard DELPRAT, LACOSTE et C. PRINCETEAU.

Pour copie conforme :

Le Secrétaire en chef,
Signé : Illisible.

PIÈCE N° 15

MINISTÈRE DE L'INTÉRIEUR

Paris, le 14 mars 1850.

MONSIEUR LE PRÉFET,

Le 9 courant, vous m'avez adressé un rapport du Directeur de l'Asile d'aliénés de Bordeaux, accompagné d'une délibération de la Commission de surveillance de cet établissement, portant demande en autorisation de concourir à l'adjudication de la corderie Barade qui doit être vendue le 24 de ce mois par voie judiciaire.

A cette occasion, vous insistez sur la nécessité reconnue et depuis longtemps constatée d'agrandir l'Asile de Bordeaux ; vous exposez que cet agrandissement ne peut s'opérer qu'au moyen de l'immeuble mis en vente et que les circonstances font espérer de l'obtenir à des conditions plus favorables que lorsqu'il serait passé en d'autres mains ; enfin, vous me proposez d'autoriser le Directeur de l'Asile à soumissionner l'acquisition de cet immeuble jusqu'à concurrence de 20,000 francs.

Par suite d'une communication qui m'avait été déjà faite au sujet de cette affaire par M. l'Inspecteur général Parchappe, je vous ai écrit pour vous demander votre avis sur la proposition faite par le Directeur et la

Commission de surveillance de l'Asile. Votre lettre du 9 a répondu d'avance à celle que je vous ai adressée hier.

Je reconnais avec vous, Monsieur le Préfet, que, dans les circonstances actuelles, il peut être très avantageux pour l'Asile d'acquérir à bas prix l'immeuble Barade, et cette considération importante me détermine à *accorder au Directeur de l'Asile l'autorisation d'en soumissionner l'acquisition jusqu'à concurrence de 20,000 francs.*

Vous ne perdrez pas de vue, toutefois, que cette autorisation de soumissionner ne préjuge en rien celle d'acquérir, qui ne peut être accordée que par le Gouvernement sur l'avis du Conseil d'État.

En conséquence, dans le cas où l'Asile serait déclaré adjudicataire, vous auriez à remplir immédiatement toutes les formalités qui doivent précéder sa demande en autorisation d'acquérir et à m'adresser toutes les pièces nécessaires pour que l'acquisition puisse être validée par un décret du Président de la République.

Recevez, Monsieur le Préfet, etc.

Pour le Ministre :

Le Sous-Secrétaire d'État,

Signé : DARCY.

Pour copie conforme :

Le Conseiller de Préfecture, Secrétaire général de la Gironde,

Signé : Illisible.

PIÈCE N° 16

Purge légale.

27 septembre 1850.

L'an 1850 et le 27 septembre, à la requête de l'Asile public des femmes aliénées de Bordeaux, poursuites et diligences de M. Jean-François-Alphonse Marquiset, directeur du dit établissement, y demeurant, et domicilié à Bordeaux, cours Saint-Jean, n° 145, agissant en cette qualité, *dûment autorisé à cet effet*, lequel a constitué pour son avoué près le Tribunal de première instance de Bordeaux, Mᵉ Jules Chesneau, licencié en droit, demeurant en la dite ville, rue Porte-Dijeaux, n° 32.

Nous, J.-B. Robert, huissier de l'arrondissement de Bordeaux, etc...

Certifions avoir signifié et donné copie

A Monsieur le Procureur de la République près le Tribunal de première instance de Bordeaux, y demeurant, etc...

De l'expédition dûment en forme et enregistrée d'un procès-verbal dressé par le greffier du Tribunal de première instance de Bordeaux le 20 août 1850, constatant le dépôt fait à son greffe le même jour et l'insertion faite par extrait au même instant, en l'auditoire du dit Tribunal dans le tableau à ce destiné, d'une copie collationnée, dûment enregistrée et signée : J. Chesneau, avoué, d'un jugement rendu à l'audience publique des criées du Tribunal de première instance de Bordeaux, en date du 27 mars 1850, portant vente et adjudication définitive en faveur de Me Chesneau, avoué, qui en a passé déclaration de command au profit de l'Asile public de femmes aliénées de Bordeaux, représenté par M. Marquiset, directeur du dit établissement, moyennant la somme de *13,100* francs, outre les charges de l'enchère, d'une maison, d'un terrain ou emplacement, situés cours Saint-Jean, nos 175 et 173, et d'une corderie à la suite, située rue Gratte-Cap, n° 96, et dont la vente était poursuivie à ladite audience à la requête de la dame Geneviève de Rameaux, veuve Moulon, demeurant à Bordeaux, rue Huguerie, n° 26, au préjudice du sieur Arnaud Barade aîné, cordier, et de la dame Christine Mary, son épouse, demeurant ensemble, cours Saint-Jean, n° 175.

A ce que M. le Procureur de la République ne l'ignore, etc...

Sous toutes réserves quelconques.

Dont acte.

Fait à Bordeaux, etc...

Signé : ROBERT.

Visé et reçu copie au Parquet le 27 septembre 1850.

Signé : F. BRETENET.

PIÈCE N° 17

Procès avec la Ville.

Extrait de l'exploit introductif d'instance.

. . . .

FAITS. Par exploit du trois juin mil huit cent soixante et onze, la Ville de Bordeaux, dûment autorisée, a assigné l'État et le département de la Gironde devant le Tribunal civil de Bordeaux, pour ouïr dire : « que le Département et l'État n'ont aucun droit de propriété *ni de jouissance* sur les meubles formant l'ancien matériel et le mobilier de l'Asile d'aliénés établi à Bordeaux, cours Saint-Jean ; sur les immeubles situés à Bordeaux, cours Saint-Jean, consistant en bâtiments, cours, jardins, etc., où se trouve le susdit Asile ; dire que les immeubles en ce moment affectés à l'Asile et toutes leurs dépendances, ainsi que *le mobilier* qui s'y trouvait à l'époque où s'est opérée la remise de l'établissement au directeur nommé par le ministre, sont *propriété* communale : dire que les dits immeubles et leurs dépendances, de même que le mobilier ci-dessus spécifié, *seront délaissés et mis à la disposition de la Ville*. Le Département de la Gironde s'est présenté sur cette assignation et a conclu à ce que : « *l'Asile des aliénés » soit déclaré seul propriétaire des terrains et bâtiments affectés aujour- » d'hui au service des aliénés* et revendiqués par la Ville de Bordeaux » et que la Ville soit déclarée non recevable, en tout cas mal fondée » dans sa demande en revendications. »

L'État s'est aussi présenté. Il a opposé à la Ville une fin de non-recevoir, tirée de ce que la demande n'avait point été précédée du dépôt d'un mémoire, ainsi qu'il est ordonné par la loi. Il a demandé dans tous les cas à être mis hors de cause, comme étant complètement désintéressé dans l'instance. L'Asile des aliénés a formé une demande en intervention. Son intervention a été reçue. Il a demandé par ses premières conclusions que la Commission des hospices fût mise en cause; puis il a conclu à être déclaré propriétaire des biens composant l'Asile, et subsidiairement à ce que le Tribunal se déclarât incompétent pour statuer sur la demande de la Ville de Bordeaux. La mise en cause de la Commission des hospices a été ordonnée. Cette Commission s'est présentée : elle a conclu à être elle-même reconnue *seule propriétaire* des biens qui composaient l'Asile des aliénés avant l'application de la loi du 30 juin mil huit cent trente-huit, *sous la réserve de ne prendre possession totale ou partielle de ces immeubles que lorsqu'ils cesseraient d'être occupés par les aliénés* . . . .
. . . .

PIÈCE N° 18

Entre les soussignés :

M. Aristide Plumeau, premier adjoint, faisant fonctions de maire en l'absence de M. Alfred Daney, agissant en cette qualité, dûment autorisé par délibération du Conseil municipal en date du 30 juin dernier, faisant élection de domicile à l'effet des présentes en l'Hôtel de Ville à Bordeaux,

D'une part;

Et M. Deswatines, directeur de l'Asile public des aliénées de Bordeaux, agissant en vertu d'une délibération de la Commission de surveillance du dit Asile, en date du 23 juin dernier, faisant élection de domicile au siège du dit établissement, cours Saint-Jean, n° 145,

D'autre part;

A été exposé, convenu et arrêté ce qui suit :

Des difficultés existaient depuis fort longtemps entre la Ville de Bordeaux et l'Asile des aliénées au sujet de la propriété d'une partie des terrains et bâtiments du dit Asile, désignés autrefois sous le nom d'*Enclos Arnaud-Guiraud et de Maison de force*.

La Cour d'Agen ayant consacré les droits de propriété de la Ville par un arrêt souverain, une nouvelle action était pendante devant le Tribunal civil pour faire déterminer l'indemnité qui pouvait être due à la Ville pour l'indue jouissance de l'Asile.

Tous ces procès avaient pour résultat d'éloigner indéfiniment le moment où l'Asile pourrait opérer son déplacement dans un lieu plus convenablement disposé que le local actuel insuffisant quant à son étendue, mal aménagé et situé dans un quartier populeux dont il gênait le développement.

Dans le but de hâter une solution qui était dans les désirs de tous, et qui répondait à une impérieuse nécessité, des propositions d'arrangement ont été arrêtées sur les bases suivantes entre la Ville de Bordeaux et la Commission de surveillance de l'Asile.

Article premier. — M. le Directeur, au nom et en la qualité qu'il agit, s'engage à céder et à abandonner en toute propriété à la Ville de Bordeaux, au moment du déplacement de l'Asile et au plus tard dans un délai de cinq ans à partir du 1er janvier 1886 :

1° Tous les terrains constituant le dit Asile, qui n'étaient pas compris dans les revendications de la Ville, soit :

Une parcelle d'environ 2,476 mètres carrés, teintée en jaune et désignée par les lettres NOP sur le plan ci-annexé;

Une autre parcelle d'une contenance de 4,245 mètres carrés, formant une bande allongée, entre le cours Saint-Jean et la rue Vilaris; la dite parcelle teintée en rose sur le dit plan et désignée par les lettres KLM.

2° Ensemble des bâtiments et dépendances qui existent sur les terrains plus haut désignés ou sur la partie des terrains dont la propriété a été reconnue en faveur de la Ville, notamment le grand bâtiment désigné sous le nom de *Pensionnat* élevé de deux étages et occupant une superficie de 700 mètres carrés.

Art. 2. — Cet abandon sera fait à la Ville de Bordeaux moyennant une somme de *trois cent mille francs*, qui sera payée le jour où l'Asile livrera à la Ville les terrains et constructions qu'il lui abandonne.

ART. 3. — L'Asile n'aura aucune indemnité d'occupation à payer, soit pour le temps écoulé, soit pour les années qui s'écouleront jusqu'à son déplacement, la Ville déclarant se désister purement et simplement de l'instance formée à ce sujet devant le Tribunal civil de Bordeaux et renoncer définitivement aux prétentions qui en font l'objet;

ART. 4. — Jusqu'au moment de la prise de possession par la Ville, l'Asile entretiendra les bâtiments et prendra toutes les mesures de conservation nécessaires telles que : assurances, impôts de toute nature, vidange des lieux d'aisances, réfection des toitures, etc., etc., sans avoir rien à réclamer de ce chef à la Ville, même pour les grosses réparations que la loi met à la charge des propriétaires, sauf conventions contraires.

ART. 5. — Les frais judiciaires faits jusqu'à ce jour seront supportés par l'Asile; mais tous les autres frais qui pourraient être réclamés par l'Administration de l'enregistrement et du timbre, resteront à la charge de la Ville.

Fait en double à Bordeaux, en l'Hôtel de Ville le 5 août 1885.

En l'absence du Maire,
Le premier adjoint,
Signé : A. PLUMEAU.

Vu et approuvé :
Le Directeur,
Signé : Dr DESWATINES.

PIÈCE N° 19

PRÉFECTURE DE LA GIRONDE

Nous, Préfet de la Gironde, officier de la Légion d'honneur, séant en Conseil de préfecture où étaient présents : MM. Goujon, chevalier de la Légion d'honneur, vice-président; Souyri, Lacarrière et Le Roy, conseillers,

Vu le projet de transaction intervenu entre la ville de Bordeaux et l'Asile public d'aliénés de cette ville au sujet du transfèrement de cet établissement hors la ville et de la cession à cette dernière des terrains et bâtiments appartenant au dit asile;

Vu la délibération de la Commission de surveillance de l'Asile dont il s'agit, en date du 23 juin dernier;

Vu la délibération prise par le Conseil municipal de Bordeaux le 30 du même mois;

Vu le plan des terrains et bâtiments cédés à la ville de Bordeaux par l'Asile public d'aliénés;

Vu le procès-verbal d'expertise;

Vu le décret du 25 mars 1852;

Vu la loi du 5 avril 1884;

Considérant que la transaction projetée aura pour effet de mettre fin à un litige dont le résultat était douteux;

Considérant, en outre, que cette transaction, avantageuse pour les deux parties, aura pour conséquence d'amener à bref délai la solution d'une question depuis longtemps à l'étude, qui intéresse à la fois l'humanité en ce qui concerne l'Asile, et l'avenir d'un important quartier de la ville de Bordeaux;

Le Conseil de préfecture entendu,

ARRÊTONS:

Est approuvée pour sortir son plein et entier effet, la transaction intervenue entre la ville de Bordeaux et l'Asile d'aliénées de cette ville au sujet du transfèrement de cet établissement hors la ville et la cession à cette dernière des terrains et bâtiments appartenant au dit Asile.

Fait à Bordeaux, le 8 août 1885.

Le Préfet,
Signé: E. SCHNERB.

Pour ampliation :
Le Conseiller de Préfecture,
Signé : SOUYRI.

PIÈCE N° 20

Le Président de la République française,

Sur le rapport du président du Conseil, ministre de l'Intérieur,

Vu la délibération en date du 27 octobre 1887, par laquelle la Commission de surveillance de l'Asile public d'aliénées de Bordeaux demande que cet établissement soit autorisé à emprunter une somme de 900,000 francs, dont le montant sera affecté au paiement des dépenses occasionnées par sa reconstruction et son transfèrement sur le domaine de « Château Picon »;

Vu la lettre du directeur de l'Asile public de Bordeaux;

Vu le relevé des recettes et des dépenses de l'établissement pendant les années 1884, 1885 et 1886;

Vu le tableau d'amortissement de l'emprunt;

Vu le budget de l'Asile (exercice 1888);

Vu l'avis du préfet de la Gironde;

La section de Législation de l'Intérieur, de l'Instruction publique des Cultes et des Beaux-Arts du Conseil d'État entendue,

DÉCRÈTE :

ARTICLE PREMIER. — Le directeur de l'Asile public d'aliénées de Bordeaux, agissant au nom de l'établissement, est autorisé à emprunter au Crédit foncier de France, au taux de 4 fr. 75 p. 100 une somme de neuf cent mille francs (900,000 francs), dont le montant sera réalisé par fractions et suivant le degré d'avancement des travaux en construction du nouvel Asile.

Le dit emprunt de 900,000 francs sera remboursé en 50 annuités, capital et intérêts, sur les revenus propres de l'établissement.

ART. 2. — Le président du Conseil, ministre de l'Intérieur, est chargé de l'exécution du présent décret.

Fait à Fontainebleau, le 18 septembre 1888.

Signé : CARNOT.

Par le Président de la République,

Le Président du Conseil, Ministre de l'Intérieur,

Signé : FLOQUET.

Pour ampliation :

Pour le Directeur du Personnel et du Secrétariat :
Le Chef de Bureau des Archives,

Signé : Illisible.

Pour copie conforme :

Le Conseiller de Préfecture,

Signé : A. LACARRIÈRE.

PIÈCE N° 21

Le Président de la République française,

Sur le rapport du président du Conseil, ministre de l'Intérieur et des Cultes;

Vu la délibération en date du 7 juillet 1893, par laquelle la Commission de surveillance de l'Asile public d'aliénées de la ville de Bordeaux demande que cet établissement soit autorisé à emprunter une somme de 200,000 francs pour la construction de deux nouveaux pavillons;

Vu les documents financiers produits à l'appui de cette demande et notamment le tableau d'amortissement de l'emprunt;

L'avis du préfet et les autres pièces de l'affaire;

Vu les lettres-patentes du mois de décembre 1757, contenant constitution et organisation de l'établissement dit Maison de force, situé à Bordeaux;

La section de l'Intérieur, des Cultes, de l'Instruction publique et des Beaux-Arts du Conseil d'Etat entendue,

DÉCRÈTE :

ARTICLE PREMIER. — Le directeur de l'Asile public d'aliénées de Bordeaux, agissant au nom de l'établissement, est autorisé à emprunter à un taux d'intérêt n'excédant pas 4 o/o, soit de gré à gré auprès de particuliers, soit auprès du Crédit Foncier de France ou de la Caisse des dépôts et consignations, aux conditions de ces établissements, une somme de deux cent mille francs (200,000 francs) destinée au paiement des frais de construction et d'aménagement de deux nouveaux pavillons.

Cet emprunt sera remboursé en cinquante années sur les ressources générales de l'établissement.

ART. 2. — Le président du Conseil, ministre de l'Intérieur et des Cultes, est chargé de l'exécution du présent décret.

Fait à Paris, le 15 juin 1894.

Signé : CARNOT.

Par le Président de la République :

Le Président du Conseil,
Ministre de l'Intérieur et des Cultes,

Signé : Charles DUPUY.

Pour ampliation :

Le Directeur du Cabinet du Personnel
et du Secrétariat,

Signé : SAINCÈRE.

Pour copie conforme :

Le Préfet,

Signé : BERNIQUET.

PIÈCE N° 22

Le Président de la République française,

Sur le rapport du président du Conseil, ministre de l'Intérieur;

Vu les délibérations de la Commission de surveillance de l'Asile public d'aliénées de Bordeaux en date des 22 juillet 1905 et 21 juillet 1906, tendant à obtenir l'autorisation de contracter un emprunt de 250,000 francs pour l'exécution des travaux urgents dans cet établissement;

Vu la décision du 29 septembre 1906, par laquelle le ministre de l'Intérieur, après avis du Comité des Inspecteurs généraux, a ratifié l'exécution des travaux dont il s'agit;

Vu l'état de l'actif et du passif de l'Asile;

Vu l'avis du préfet de la Gironde, ensemble les autres pièces de l'affaire;

La section de l'Intérieur, des Cultes, de l'Instruction publique et des Beaux-Arts du Conseil d'État entendue,

DÉCRÈTE :

ARTICLE PREMIER. — Le Directeur de l'Asile public *autonome* d'aliénées de Bordeaux, agissant au nom de cet établissement, est autorisé à contracter au Crédit Foncier de France, au taux de 3,85 %, un emprunt de deux cent cinquante mille francs (250,000 fr.) amortissable, capital et intérêts, en vingt-cinq annuités.

Cet emprunt, au remboursement duquel il sera pourvu sur les ressources propres de l'Asile, est destiné à solder le prix de l'exécution des travaux urgents indispensables dans cet établissement.

ART. 2. — Le Président du Conseil, Ministre de l'Intérieur, est chargé de l'exécution du présent décret.

Fait à Paris, le 10 décembre 1906.

Signé : A. FALLIÈRES.

Par le Président de la République :

Le Président du Conseil, Ministre de l'Intérieur,

Signé : CLÉMENCEAU.

Pour ampliation :

Le Chef du Bureau du Secrétariat,

Signé : E. FILLIOIS.

Pour copie conforme :

Le Secrétaire général,

Signé : COGGIA.

PIÈCE N° 23

MINISTÈRE
DE
L'INTÉRIEUR
—
ALIÉNÉS

ORIGINES DE L'ASILE DES ALIÉNÉES DE BORDEAUX

Extrait d'une lettre adressée par M. le Ministre de l'Intérieur à M. le Préfet de la Gironde, le 14 août 1845, au sujet de réclamations de la Ville de Bordeaux contre le Département, relativement à la dépense des aliénés admis dans l'Asile public de Bordeaux.

. . . .

..... Si c'est à titre de propriétaire que la Ville élève cette prétention, le Conseil municipal ne peut pas ignorer que les établissements placés dans les conditions où se trouve l'Asile de Bordeaux ne sont la propriété de qui que ce soit; qu'ainsi que les hospices, ils s'appartiennent à eux-mêmes; qu'ils vivent de leur existence propre, qu'ils acquièrent, possèdent et s'administrent à titre particulier; que les localités, sièges de ces établissements, peuvent bien avoir dans leur administration et dans l'usage des secours qu'ils offrent certaines prérogatives déterminées, de nature à motiver, par l'exercice légitime de ces prérogatives, une intervention limitée; mais que ces localités n'ont aucunement qualité pour s'assimiler ces établissements à titre de propriétaires. Une pareille prétention serait d'autant moins fondée dans l'espèce, que l'établissement dont il s'agit a été confisqué par l'État en 1794, déclaré propriété nationale et confondu comme tel dans le domaine national. La loi du 16 vendémiaire an V, en rendant les établissements de bienfaisance à leur ancienne destination, ne les a ni restitués à leurs anciens propriétaires, ni attribués en propriété aux communes. Ces établissements sont demeurés propriétés d'origine domaniale et ont, depuis, vécu de la vie indépendante que leur avait donnée la loi précitée en les constituant en personnes civiles capables de recevoir, de posséder, d'administrer et de transmettre. Ces principes, que je me borne à énoncer ici, je pourrais au besoin les soutenir d'arguments nombreux et décisifs, mais l'énonciation en suffit pour montrer la solution que je viens de donner à la question ci-dessus posée.

. . . .

Le Ministre de l'Intérieur,
Signé : DUCHATEL.

Pour copie conforme :

Le Secrétaire général de la Préfecture,
Signé : Ch. DOSQUET.

PIÈCE N° 24

Commission administrative des Hospices de Bordeaux.

Préfecture de la Gironde.

ORDONNANCE DU ROI

LOUIS, par la grâce de Dieu, roi de France et de Navarre, à tous ceux qui ces présentes verront, salut.

Sur le rapport de notre Ministre, Secrétaire d'État au Département de l'Intérieur,

Notre Conseil d'État entendu,

Nous avons ordonné et ordonnons ce qui suit :

ARTICLE PREMIER. — La Commission administrative des Hospices de Bordeaux, département de la Gironde, est autorisée à accepter au nom de l'hospice de la *Maison de force, aujourd'hui des aliénés* de cette ville, le legs à lui fait par le sieur J. N. Marcelin Comet, suivant son testament olographe du 29 juin 1804, de la somme capitale de 2,500 et quelques livres, à lui due par le sieur Pierre-Augustin Comet, son frère.

ART. 2. — Le montant de ce legs, *acquis à l'Hospice* par le décès du sieur Pierre-Augustin Comet, ne sera versé conformément aux intentions formelles du sieur Jean-Marcelin Comet, testateur, qu'entre les mains de Dame Émilie Duhart, supérieure de ladite Maison des aliénés pour être appliquée selon les vues et la sagesse de cette Dame aux besoins les plus urgents de cet établissement.

ART. 3. — Le Préfet demeure chargé de surveiller l'emploi de ce legs.

ART. 4. — Notre Ministre, Secrétaire d'État à l'Intérieur, est chargé de l'exécution de la présente ordonnance qui sera insérée au *Bulletin des lois*.

Donné en notre château des Tuileries, le 4 septembre de l'an de grâce 1816 et de notre règne le vingt-deuxième.

Par le Roi : Signé : LOUIS.

Le Ministre, Secrétaire d'État de l'Intérieur,
Signé : LAINÉ.

Pour ampliation :

Pour le Secrétaire général du Département de l'Intérieur, Chevalier des Ordres, et par autorisation :

Le Chef de la 2e division,
Signé : DE LISCUREN.

Pour copie conforme :

Le Secrétaire général,
Signé : DE SENNEVILLE.

Enregistré à la Préfecture, le 16 décembre 1816, n° 407, f° 46.

Pour expédition conforme :

Le Secrétaire en chef de la Commission des Hospices, Signé : Illisible.

Le Secrétaire général,
Signé : DE SENNEVILLE.

PIÈCE N° 25

PRÉFECTURE DE LA GIRONDE

ORDONNANCE DU ROI

Paris, le 29 mars 1847.

LOUIS-PHILIPPE, roi des Français, à tous présents et à venir, salut.

Sur le Rapport de notre Ministre, Secrétaire d'État au Département de l'Intérieur,

Le Comité de l'Intérieur de notre Conseil d'État entendu,

Nous avons ordonné et ordonnons ce qui suit :

ARTICLE PREMIER. — La Commission administrative des Hospices de Bordeaux (Gironde), le Directeur de l'Asile d'aliénés et le Maire de cette ville au nom des pauvres, sont autorisés à accepter, chacun en ce qui le concerne, les cinq legs de mille francs chacun, faits à titre gratuit par M. Pédro Mariano de Goyenche y Barreda suivant son testament mystique du 13 juin 1844 : aux Hospices des Incurables de Saint-André, de Sainte-Croix ou des Vieillards, ainsi qu'à l'Asile des aliénés et aux pauvres de cette Ville.

Il sera fait emploi des sommes léguées aux hospices en acquisition de rentes sur l'État.

ART. 2. — Notre Ministre, Secrétaire d'État au Département de l'Intérieur, est chargé de l'exécution de la présente ordonnance.

Au Palais des Tuileries, le vingt-neuf mars mil huit cent quarante-sept.

Signé : LOUIS-PHILIPPE.

Par le Roi :

Le Ministre, Secrétaire d'État au Département de l'Intérieur,

Signé : T. DUCHATEL.

Pour ampliation :

Le Sous-Secrétaire d'État au Département de l'Intérieur,

Signé : A. PASSY.

Pour copie conforme :

Le Secrétaire général de la Gironde,

Signé : Ch. DOSQUET.

PIÈCE N° 26

Extrait du registre des arrêtés du Préfet du département de la Gironde.

Du 28 avril 1847.

Le Pair de France, préfet du département de la Gironde,

Vu un extrait en forme de testament mystique de M. Jean David, en date du 23 octobre 1841 et déposé au rang des minutes de Mᵉ Macaire, notaire à Bordeaux, et contenant un legs de mille francs au profit de l'Asile public d'aliénés de la dite ville;

Vu l'avis de la Commission de surveillance du dit Asile en date du 29 mars 1847;

Vu celui du Conseil municipal de Bordeaux du 23 avril 1847, pris en conformité de l'article 21 de la loi du 18 juillet 1837;

Vu les ordonnances royales du 2 avril 1817 et du 6 juillet 1846;

Considérant que le legs dont il s'agit est fait à titre gratuit et qu'il n'a donné lieu à aucune réclamation,

ARRÊTE :

Le Directeur de l'Asile public d'aliénés de la ville de Bordeaux est autorisé à accepter au nom de cet établissement un legs de la somme de mille francs qui lui a été fait par M. Jean David, suivant son testament mystique du 23 octobre 1841.

Fait à Bordeaux, en l'hôtel de la Préfecture.

Le Pair de France, Préfet de la Gironde,
Signé : SERS.

Pour expédition conforme :
Le Secrétaire général,
Signé : Ch. DOSQUET.

PIÈCE N° 27

Extrait des registres des arrêtés du Préfet du département de la Gironde.

Du 30 avril 1847.

Le Pair de France, préfet du département de la Gironde,

Vu un extrait en forme de testament mystique de la dame Marie-

Colombe de Lorman, veuve de M. Pierre Dumigron, en date du 6 avril 1841, déposé au rang des minutes de Mᵉ Macaire, notaire à Bordeaux et contenant un legs de la somme de 1,000 francs, au profit de l'Asile public d'aliénés de la dite ville;

Vu l'acte de décès de la testatrice survenu à Bordeaux le 17 novembre 1846;

Vu l'avis de la Commission de surveillance du dit Asile en date du 29 mars 1847;

Vu celui du Conseil municipal de Bordeaux du 23 avril 1847, pris en conformité de l'article 21 de la loi du 18 juillet 1837;

Vu les ordonnances royales des 2 avril 1817 et 6 juillet 1846;

Considérant que le legs dont il s'agit est fait à titre gratuit et qu'il n'a donné lieu à aucune réclamation,

ARRÊTE :

Le Directeur de l'Asile public d'Aliénés de la ville de Bordeaux est autorisé à accepter, au nom de cet établissement, un legs de la somme de mille francs, qui lui a été fait par la dame Marie-Colombe Delorman, veuve de M. Pierre Dumigron, suivant son testament mystique du 6 avril 1841.

La dite somme sera versée au Receveur de l'établissement, qui en fournira un récépissé visé par le Directeur et en fera recette dans ses comptes.

Fait à Bordeaux, en l'hôtel de la Préfecture.

Le Pair de France, Préfet de la Gironde,
Signé : SERS.

Pour expédition conforme :
Le Secrétaire général,
Signé : Ch. DOSQUET.

PIÈCE N° 28

Extrait des registres des délibérations de la Commission administrative des Hospices de l'arrondissement de Bordeaux.

Séance du vingt-huit ventôse an 13.

ARTICLE PREMIER. — Nulle pétition ayant pour objet de faire traiter des individus atteints de folie à l'Hospice des aliénés en payant pension ne sera accueillie si elle n'est revêtue de trois signatures au moins, soit de parens, soit d'amis ou voisins à défaut de parens, et si les signataires n'y ont déclaré leurs qualités ou degrés de parenté, âges et domicile.

Art. 2. — Les pétitions devront être accompagnées du certificat d'un médecin et d'un chirurgien exerçant légalement, attestant l'état de démence de l'individu proposé.

Art. 3. — La signature des parens, amis ou voisins, ainsi que celles du médecin et du chirurgien seront légalisées.

Art. 4. — La Commission prendra, avant de statuer sur les pétitions de cette nature, tous les renseignements qu'elle pourra se procurer tant sur les individus qu'elles concernent que sur les signataires eux-mêmes.

Art. 5. — Les insensés qui seront introduits dans l'Hospice des aliénés en vertu des délibérations prises sur les dites pétitions, n'y seront reçus que provisoirement. La Commission pourra les rendre à leur famille quand elle le jugera à propos et les familles pourront les retirer également lorsqu'elles le jugeront convenable; à cet effet, les pétitionnaires feront au secrétariat de la Commission une soumission dans l'esprit du présent article; le modèle de cette soumission leur sera présenté pour s'y conformer.

Art. 6. — Dans les vingt-quatre heures de l'arrivée des dits individus, la directrice de l'Hospice les fera examiner par les officiers de santé attachés à la maison et se fera remettre par écrit les résultats de leur examen pour les transmettre sur-le-champ à la Commission.

Art. 7. — Dans le cas où les parens, informés par la Commission qu'elle ne peut plus conserver à l'Hospice l'individu qu'elle y a admis sur leur demande, refuseraient de le retirer, la Commission donnera connaissance de ce refus à l'autorité compétente à l'effet d'ordonner, selon les cas, soit la sortie pure et simple de l'individu, soit la réclusion définitive dans l'Hospice après que son état aura été fixé et jugé dans les formes légales.

PIÈCE N° 29

COMMISSION ADMINISTRATIVE DES HOSPICES DE BORDEAUX

Règlement pour l'Hôpital des aliénés.

But de l'Établissement et organisation du service.

Article premier. — L'Hôpital des aliénés est destiné à recueillir environ cent trente individus des deux sexes.

ART. 2. — Cet hôpital est sous la surveillance d'un membre de la Commission administrative, délégué par elle.

ART. 3. — Sont chargés du service intérieur de l'établissement, chacun suivant ses attributions :

Une dame de la Charité, supérieure, assistée du nombre de sœurs nécessaire pour le service, et réglé par la Commission ;

Un aumônier ;

Un médecin ordinaire ;

Un médecin adjoint ;

Un chirurgien ordinaire ;

Un chirurgien adjoint ;

Un préposé aux entrées ;

Le nombre d'infirmiers des deux sexes que la Commission juge nécessaire pour les besoins du service.

De l'Administrateur-Commissaire.

ART. 4. — L'administrateur-commissaire exerce la surveillance sur toutes les parties du service de l'hôpital.

ART. 5. — Il est, auprès de la Commission, l'organe des besoins de l'établissement.

ART. 6. — Il autorise les entrées, sorties, visites dans l'hôpital, dans les cas et dans les formes que prescrit le règlement.

De la Supérieure et de ses Sœurs.

ART. 7. — La supérieure et les sœurs sous ses ordres, sont chargées de tous les détails du service.

ART. 8. — La supérieure a autorité sur tous les employés ou préposés, et elle peut, en cas de manquement, les suspendre de leurs fonctions, pour en référer à la Commission par l'intermédiaire de l'administrateur-commissaire.

ART. 9. — Elle a également autorité sur les aliénés de toute classe entretenus dans la maison, et elle l'exerce pour l'ordre du service, en ayant égard à l'état de chacun d'eux.

ART. 10. — Elle est autorisée à faire directement les dépenses au marché, et autres menus achats journaliers, sous le nom de *dépense intérieure,* en se conformant aux allocations du budget. Elle est remboursée de cette avance à la fin de chaque mois, sur son compte vérifié par le directeur général agent comptable des hospices, et arrêté par l'administrateur-commissaire.

ART. 11. — Elle paie, à la fin de chaque mois, les traitements des employés, conformément aux allocations du budget. Elle en est remboursée sur la production de l'état de paiement émargé de leur acquit, vérifié et arrêté comme il est dit ci-dessus.

Art. 12. — Pour tous autres besoins de l'hôpital, il est pourvu par la Commission, sur les demandes de la supérieure, vérifiées par le directeur général agent comptable, visées par l'administrateur-commissaire, soumises à la Commission en séance, et par elle approuvées.

Art. 13. — La supérieure vérifie à l'entrée les comestibles, approvisionnements, matériaux, et généralement tous les articles qui entrent pour la consommation ou l'entretien de la maison. Elle n'agrée pas ce qui est défectueux.

Elle appose son *visa* sur les comptes, mémoires ou factures, pour constater que cette vérification a eu lieu, soit pour la qualité, soit pour les quantités ou poids.

Art. 14. — La supérieure est chargée du registre de la population; elle correspond directement avec la Commission pour tout ce qui a trait à l'entrée ou à la sortie des aliénés séquestrés, soit provisoirement, soit définitivement, et elle remet au directeur général agent comptable les états périodiques de mouvement.

De l'Aumônier.

Art. 15. — L'aumônier est nommé par Mgr l'Archevêque, sur trois candidats présentés par la Commission administrative des hospices.

Art. 16. — Il ne peut s'absenter sans l'autorisation de la Commission. (*Décision ministérielle du 28 Juillet 1820.*)

Art. 17. — Il est chargé de tout le service religieux de l'établissement; il célèbre la messe à huit heures chaque jour de la semaine, et le dimanche à neuf heures.

Les vêpres des dimanches et fêtes ont lieu à deux heures.

Art. 18. — Il assiste, dans la pratique des devoirs chrétiens, les personnes qui habitent la maison, administre les sacrements, fait les funérailles.

Art. 19. — Il fait, au moins une fois par mois, une instruction chrétienne pour les infirmiers.

Art. 20. — Il observe les règlements de la maison, pour l'ordre intérieur, les heures d'ouverture des portes, etc.

Des Médecins et Chirurgiens.

Art. 21. — Les médecins et chirurgiens sont nommés par M. le Préfet, sur une liste de trois candidats présentés par la Commission.

Art. 22. — Les médecin et chirurgien ordinaires se partagent le service de l'hôpital, conformément à leurs attributions respectives.

Les aliénés en traitement sont visités chaque jour par le médecin ou le chirurgien, sans préjudice des soins extraordinaires que pourroient nécessiter les maladies graves, soit des aliénés, soit des employés.

Art. 23. — Les médecin et chirurgien ordinaires appellent en consultation les médecin et chirurgien adjoints, soit pour des cas de maladie extraordinaire, soit pour des autopsies cadavériques.

Art. 24. — En cas d'absence ou de maladie du médecin ou chirurgien ordinaire, ils sont respectivement remplacés dans leur service par le médecin ou chirurgien adjoint.

Art. 25. — Les médecins et chirurgiens ordinaires et adjoints se réunissent en conférence le mardi de chaque semaine.

Art. 26. — Les jours de conférence, les médecins et chirurgiens ordinaires et adjoints réunis, procéderont à l'examen des aliénés entrés pendant la semaine précédente, et ils rédigeront, sur la situation particulière de chacun d'eux et relativement à leur état d'aliénation, un rapport qui sera adressé à la Commission par la supérieure.

Art. 27. — Il sera en outre remis à la Commission, à la fin de chaque trimestre, un état de tous les aliénés, avec des notes sur leur curabilité ou incurabilité présumée.

Du Préposé aux entrées.

Art. 28. — Le préposé aux entrées se tient assidûment au bureau d'entrée de l'hôpital.

Art. 29. — Il ouvre les portes à cinq heures du matin dans l'été, et à sept heures en hiver. Il les ferme, en toute saison, à neuf heures du soir, et remet alors les clefs à la supérieure.

Art. 30. — Il ne laisse introduire dans l'hôpital et n'en laisse sortir aucun habitué, qu'autant qu'il lui est justifié du billet d'entrée ou de sortie délivré par la Commission et par l'administrateur-commissaire.

Art. 31. — Il ne permet l'entrée de l'établissement aux étrangers qui veulent le visiter, ou aux parents qui désirent voir des aliénés, qu'en vertu d'une permission écrite de l'administrateur-commissaire.

Art. 32. — Il veille à ce qu'aucun effet ou comestible ne soit porté de l'hôpital en dehors.

Art. 33. — Il tient le registre de porte, constate, tant audit registre que sur les mémoires, comptes ou factures, la vérification qu'il est tenu de faire, de la nature, poids ou quantités de tous approvisionnements, denrées ou matériaux entrants.

Il lui est expressément défendu de gratter, de rayer, intercaler ou mettre hors de sa date aucun article dudit registre, toute rectification ne pouvant y être faite que par le directeur général agent comptable, qui l'établit d'une manière circonstanciée et motivée, sans rature ni surcharge sur les articles défectueux.

Art. 34. — Il remet à l'Hôtel de Ville les déclarations, certifiées par la supérieure, des décès qui surviennent dans l'hôpital.

Art. 35. — Il fait, pour la maison, tous comptes et écritures dont la supérieure trouve bon de le charger.

Art. 36. — Il ne peut s'absenter sans l'autorisation de la Commission.

Des Infirmiers.

Art. 37. — Les infirmiers et infirmières exécutent les ordres de la supérieure dans toutes les parties du service qu'elle leur confie pour le bon ordre de la maison et pour le plus grand soulagement des aliénés.

Art. 38. — Ils veillent à tour de rôle, et l'infirmier de veillée fait pendant la nuit plusieurs tournées dans l'établissement.

Des Aliénés.

Art. 39. — Le mode d'admission et de sortie des aliénés, le règlement des pensions ou journées, etc., demeurent maintenus ainsi qu'il est fixé par l'arrêté réglementaire de la préfecture du 20 décembre 1814.

Les ordres d'admission ou de sortie sont délivrés par la Commission, et rendus exécutoires par le *visa* de l'administrateur-commissaire.

Art. 40. — Les aliénés sont *pensionnaires* ou *indigents*. L'ordre d'entrée que fait délivrer la Commission indique à cet égard la classe à laquelle appartient l'aliéné, et le quartier dans lequel il doit être placé.

Art. 41. — Les soins médicaux, l'application des remèdes, bains, douches, ou autres moyens de guérison, sont les mêmes pour toutes les classes. Il n'est établi de différence entre les aliénés indigents et les pensionnaires, que relativement au régime alimentaire et à leur séparation dans des quartiers distincts.

Art. 42. — Les pensionnaires que leur famille n'entretient pas de vêtements, sont revêtus du costume de l'hôpital.

Art. 43. — La supérieure règle, d'après les saisons, et en consultant l'état des divers individus, les heures du lever et du coucher.

Art. 44. — Immédiatement après le lever, les loges et les cours sont nettoyées et balayées, les lits faits, etc., par les infirmiers, aidés des aliénés indigents que leur état permet d'employer à ces travaux.

Art. 45. — Les aliénés font trois repas par jour, savoir :

Le déjeûné,

Le diné,

Le soupé.

Chaque aliéné prend son repas dans sa loge, à l'exception de ceux que la supérieure juge susceptibles d'être réunis dans des réfectoires communs.

Art. 46. — Les aliénés sont constamment surveillés dans chaque cour par deux infirmiers, sous les ordres d'une sœur.

Art. 47. — Les parents des aliénés qui désirent les voir, s'adressent par écrit à la supérieure, qui, après avoir reconnu si l'état de l'aliéné permet les communications, en prévient les parents, par écrit également, en indiquant le jour et l'heure auxquels ils pourront être reçus. Munis de cette réponse, les parents se présentent à l'administrateur-commissaire, qui délivre, s'il y a lieu, le permis de visiter.

Dispositions générales.

Art. 48. — Le public n'est point admis dans la chapelle de l'Hôpital des aliénés.

Art. 49. — La Commission fait les règlements de détail que peut nécessiter l'application des articles organiques qui précèdent. Si des cas non prévus exigent des modifications ou additions au règlement général, il y est procédé par M. le Préfet, sur la proposition de la Commission administrative.

Arrêté par la Commission administrative des hospices de Bordeaux, dans la séance du 26 février 1822.

Desfourniel, *vice-président;* Louis Fabre, Sarget, Duprat, Portal, Loriague aîné, *administrateurs.*

Vu et approuvé, Bordeaux, le 11 mars 1822.

Le Préfet de la Gironde,

Cte de Breteuil.

PIÈCE N° 30

PRÉFECTURE DE LA GIRONDE

RÉPUBLIQUE FRANÇAISE

Bordeaux, le 4 mai 1848.

Le Commissaire du Gouvernement provisoire dans le Département de la Gironde au Directeur de l'Asile d'aliénés de Bordeaux.

Aux termes de l'article 1er de la loi du 30 juin 1838, chaque département est tenu d'avoir un établissement public destiné à recevoir et soigner les aliénés, ou de traiter, à cet effet, avec un établissement public ou privé, soit de ce département, soit d'un autre département.

Le Ministre de l'Intérieur a souvent insisté pour la passation de ce traité.

Je vous communique un projet que j'ai fait préparer et je vous prie de le communiquer à la Commission de surveillance de l'Asile.

S'il ne donne lieu à aucune observation, vous en ferez faire trois copies et vous me les adresserez revêtues de votre signature pour être soumises à l'approbation du ministre de l'Intérieur.

Salut et fraternité.

H. Ducos.

PIÈCE N° 31

Asile public d'aliénés de Bordeaux.

Nous, Commissaire du Gouvernement dans le département de la Gironde, agissant au nom de ce département et en vertu de l'autorisation donnée par le Conseil général du dit département dans sa délibération du 10 septembre 1847, et nous, V. Barroux, directeur de l'Asile public d'aliénés de Bordeaux, agissant au nom de cet Asile, avons stipulé et arrêté les conditions suivantes :

Article premier. — L'Asile public d'aliénées de Bordeaux s'engage à recevoir tous les individus du sexe féminin atteints d'aliénation mentale qui seront envoyés dans cet établissement par le Préfet du département de la Gironde.

Art. 2. — Les aliénées provenant de ce département qui se trouvent déjà placées dans le dit Asile, continueront à y être entretenues et traitées conformément aux règles et usages suivis dans cet établissement.

Art. 3. — Le département de la Gironde s'oblige à payer la dépense de l'entretien du séjour et du traitement des aliénées désignées aux articles 1 et 2 ci-contre, suivant le tarif arrêté par le Préfet, en exécution de l'article 26 de la loi du 30 juin 1838.

Art. 4. — Le présent traité est fait pour une durée de dix années.

Fait à Bordeaux, le 10 mai mil huit cent quarante-huit.

Le Directeur,
V. Barroux.

Le Commissaire du Gouvernement,
H. Ducos.

Approuvé :

Paris, le 24 juillet 1848.

Pour le Ministre :
Le Secrétaire général,
Signé : Illisible.

PIÈCE N° 32

Rapport du Préfet au Conseil général du département de la Gironde, le 4 septembre 1885.

. . . .

Mais il ne faut pas se dissimuler, Messieurs, que le succès d'une transaction entre la ville de Bordeaux et l'Asile des aliénés est subordonné à une augmentation du prix de journée payé pour les malades indigents qu'y entretient le département de la Gironde.

M. le Ministre de l'Intérieur écrivait le 7 juillet 1883 : « La reconstruction de l'Asile doit coûter, en chiffre rond, 1,800,000 francs ; il ne m'appartient pas, ajoutait-il, de préjuger les clauses de la transaction qui interviendra, je l'espère : mais, quelles que soient les conditions de l'accord, l'établissement ne pourra se reconstruire qu'en empruntant et il ne pourra emprunter que si le département paie désormais, pour les aliénés, un prix de journée au moins égal au prix de revient. Les bonis du pensionnat sont aujourd'hui, en très grande partie, absorbés par l'insuffisance de ce prix de journée. Il est indispensable qu'ils deviennent disponibles pour assurer le service d'un emprunt.

» A l'égard des malades indigents, le prix de revient de la journée oscille entre 1 fr. 30 et 1 fr. 35 ; c'est ce dernier taux qui me semblerait devoir être admis, tandis qu'il n'est que de 1 fr. 05 depuis vingt ans, malgré l'accroissement considérable du prix des denrées.

» La thèse développée dans cet ordre d'idées par M. le Dr Foville est irréprochable en droit, comme au point de vue de l'équité.

»... En droit, l'Asile de Bordeaux et le département de la Gironde sont légalement dans la situation de deux parties contractantes qui devraient stipuler avec une égale indépendance.

» En fait, d'après les calculs établis par M. le Dr Foville, pour les vingt-cinq dernières années, la dépense d'entretien des aliénés indigents de la Gironde dépasse de 411,000 francs les sommes versées pour cet objet par le département. »

Le ministre conclut en disant que le Conseil général de la Gironde, qui a émis un vœu *unanime* en faveur du déplacement de l'Asile, ne refusera certainement pas, dans une question qui répond aux besoins du service les mieux justifiés et les plus urgents et qui intéresse des malades dignes de toute la sollicitude des pouvoirs publics, de faciliter, en ce qui le concerne, la réalisation de son propre vœu en augmentant le prix de journée à l'Asile des aliénées de Bordeaux.

A cet égard, Messieurs, vous aviez devancé les souhaits du ministre, car, à diverses reprises, vous vous êtes prononcés pour cette augmentation que votre situation budgétaire seule ne vous a pas permis d'accorder encore. L'heure est toutefois arrivée de prendre une décision, et c'est avec confiance que j'ai l'honneur de la solliciter.

Par les raisons exposées dans vos précédentes délibérations et résumées avec autant de clarté que de précision dans la dépêche de M. le Ministre de l'Intérieur, dont j'ai transcrit les principaux passages, il est nécessaire, en vue du transfèrement de l'Asile des aliénés, d'élever le prix de journée stationnaire depuis plus de vingt ans.

Ce prix, qui est actuellement de 1 fr. 05, me paraît devoir être porté à un maximum de 1 fr. 35 pour répondre aux nécessités en face desquelles l'Asile va se trouver prochainement (1).

. . . .

(1) L'augmentation du prix de journée a été votée par le Conseil général, et ce prix de journée a été porté de 1 fr. 05 à 1 fr. 35, à dater du 1er janvier 1886.

Pour copies certifiées conformes :

Le Directeur,

P. JOSSERAND.

Bordeaux. — Impr. G. Gounouilhou, rue Guiraude, 9-11.

www.ingramcontent.com/pod-product-compliance
Ingram Content Group UK Ltd.
Pitfield, Milton Keynes, MK11 3LW, UK
UKHW021010200726
13857UKWH00004B/1382